SCAN!

添付文書

くすこれ

秒でひけて
アにつながる

JN006230

循環器ナース
のための 薬 これ だけ

編著 岩瀬三紀
トヨタ記念病院 病院長／名古屋大学医学部 臨床教授

MC メディカ出版

はじめに

　このポケットブックは、秒単位で引けて循環器患者さんのケアに役立つ『くすこれ』です。循環器ナースのための『薬これだけ』の略です。ややもすれば、敬遠しがちな薬の添付文書も、各薬剤に QR コード®を付けましたので、本書を読んでから SCAN した後に読めば理解も深まるでしょう。

　超高齢社会を迎え、心不全患者さんはますます増え続けています。心不全の患者さんは、β遮断薬、ACE 阻害薬や ARB も含めた降圧薬、抗不整脈薬そして利尿薬など多種類の薬を内服しています。また、基礎疾患として糖尿病、腎不全、高尿酸血症などの合併が多いのが特徴です。さらに、循環器薬は致死性不整脈や出血などの重篤な副作用がある薬が多く、薬の相互作用についてもしっかり理解する必要があります。最近は、配合錠も多く使用されています。循環器の患者さんが服薬する頻度の高い配合錠の一覧表や注意事項を巻末にまとめました。ぜひ参考にして、同僚と議論したりして理解をしっかり深めてください。

　2021 年、コロナ禍で開催が延期されていたラグビートップリーグも 2 月 20 日やっと開催でき、私も瑞穂ラグビー場でトヨタ対東芝戦のハイレベルな一戦を愉しみました。日本中の人々を驚愕、感動させた 2019 年ワールドカップで大活躍した馴染みの名選手が揃い、私にとってはコロナの終息傾向と併せて明るい話題の登場に安堵しました。みんなで患者さんの笑顔と感動を創るため、NICE TRY を続けましょう！

　2021 年 3 月

トヨタ記念病院 病院長　**岩瀬三紀**

本書の特長と使い方

● 1部の循環器の治療薬では、①〜⑦の項目を掲載しました。
① **薬剤名**：一般名と代表的な商品名（後発品含む）
② **投薬方法**：投薬方法を7種類のアイコンで示しました。

内服　注射　点滴　吸入　貼付　塗布　その他

③ **QRコード®**：主な薬剤の添付文書が読み取れます。
④ **薬の詳細**：「薬価」「効果発現時間」「適応」など、薬剤についての必携知識を解説しました。

1部 循環器の治療薬

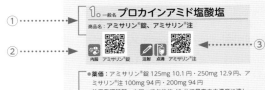

1. 一般名 プロカインアミド塩酸塩

商品名：アミサリン®錠、アミサリン®注

内服 アミサリン®錠　　注射 点滴 アミサリン®注

- **薬価**：アミサリン®錠125mg 10.1円・250mg 12.9円、アミサリン®注100mg 94円・200mg 94円。
- **効果発現時間**：内服：投与後約45分で最高血中濃度に達し、以降は1相性に消失する。静注：投与直後に最高血中濃度となり、2相性に消失する。
- **適応**：内服：期外収縮（上室性、心室性）、急性心筋梗塞における心室性不整脈の予防、新鮮心房細動、発作性頻拍（上室性、心室性）の治療および予防、発作性心房細動の予防、電気ショック療法との併用およびその後の洞調律の維持、手術および麻酔に伴う不整脈の予防、陳旧性心房細動。静注：期外収縮（上室性、心室性）、発作性頻拍（上室性、心室性）、手術および麻酔に伴う不整脈の予防、心房粗動（静注のみ）、陳旧性心房細動。
- **禁忌**：刺激伝導障害（房室ブロック、洞房ブロック、脚ブロックなど）、うっ血性心不全、併用禁忌投与中の患者さん、重症筋無力症。
- **慎重投与**：うっ血性心疾患、基礎心疾患（心筋梗塞、弁膜症、心筋症など）、低血圧、重度肝機能障害、気管支喘息、高齢者、低カリウム（K）血症。
- **併用禁忌**：モキシフロキサシン塩酸塩、バルデナフィル塩酸塩水和物、アミオダロン塩酸塩、トレミフェンクエン酸塩。
- **併用注意**：スニチニブリンゴ酸塩（QT延長や心室頻拍を起こす）、アミオダロン塩酸塩経口薬（プロカインアミド塩酸塩の不整脈作用を増強させるため用量を調節する）、β遮断薬（過度の心機能抑制作用をきたす）、シメチジン（不整脈作用を増

16

4

⑤ **投与管理のポイント**：「投与管理」「観察・アセスメント」「患者さんへの説明」などのポイントを解説しました。

⑥ **くすこれ3ポイント！**：とくに重要な「循環器看護・ケアのポイント」を3つにまとめました。

⑦ **Topics**：押さえておきたい情報をトピックスにまとめました。

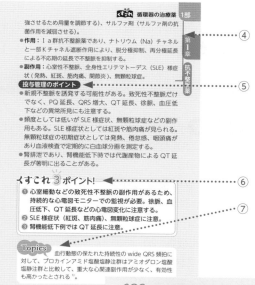

くすこれ 循環器の治療薬 1部

強させるため用量を調節する）、サルファ剤（サルファ剤の抗菌作用を減弱させる）。

●**作用**：Ⅰa群抗不整脈薬であり、ナトリウム（Na）チャネルと一部Kチャネル遮断作用により、脱分極抑制、再分極延長による不応期の延長で不整脈を抑制する。

●**副作用**：心室性不整脈、全身性エリテマトーデス（SLE）様症状（発熱、紅斑、筋肉痛、関節炎）、無顆粒球症。 ◀── ④

投与管理のポイント ◀── ⑤

●新規不整脈を誘発する可能性がある。致死性不整脈だけでなく、PQ延長、QRS増大、QT延長、徐脈、血圧低下などの異常所見にも注意する。

●頻度としては低いがSLE様症状、無顆粒球症などの副作用もある。SLE様症状としては紅斑や筋肉痛がある。無顆粒球症の初期症状としては発熱、倦怠感、咽頭痛があり血液検査で定期的に白血球分画を測定する。

●腎排泄であり、腎機能低下時では代謝産物によるQT延長が著明に出ることがある。

くすこれ 3 ポイント！ ◀── ⑥

❶ 心室細動などの致死性不整脈の副作用があるため、持続的な心電図モニターでの監視が必要。徐脈、血圧低下、QT延長などの心電図変化に注意する。
❷ SLE様症状（紅斑、筋肉痛）、無顆粒球症に注意。 ◀── ⑦
❸ 腎機能低下例ではQT延長に注意。

Topics 血行動態の保たれた持続性のwide QRS頻拍に対して、プロカインアミド塩酸塩静注群はアミオダロン塩酸塩静注群と比較して、重大な心関連副作用が少なく、有効性も高かったとされる [1]。

2部 関連薬剤

● 2部の関連薬剤では、「薬剤名」「投薬方法」「くすりの詳細」「Nurse's Check！」を掲載しました。

106. 一般名 エゼチミブ

商品名：ゼチーア®錠

●**適応**：高コレステロール血症に対して使用する。
●**用法・用量**：1日1回10mgを食後に内服。
●**副作用**：便秘・下痢などの消化器症状が出ることがある。また因果関係は不明だが、横紋筋融解症の報告もあるようである。

Nurse's Check！
❶ ストロングスタチンのみではLDLコレステロールが目標値まで下がりきらない場合に併用する。
❷ スタチンは肝臓でのコレステロール合成を阻害するのに対し、エゼチミブは小腸でコレステロールが食物から吸収されるのを抑制する。
❸ アトルバスタチンカルシウム水和物、ロスバスタチンカルシウムとゼチーア®錠との合剤はそれぞれ「アトーゼット®」、「ロスーゼット®」として処方可能である。

循環器ナース くすこれ のための 薬これだけ

contents

1部 循環器の治療薬

第1章 抗不整脈薬

contents

contents

2部 関連薬剤

3部 配合錠に注意しよう！

配合錠

編集・執筆者一覧

● 編　著

岩瀬 三紀　　トヨタ記念病院 病院長／名古屋大学医学部
　　　　　　臨床教授　　1部…第6章　2部…第3章　3部

● 執　筆

井土 智嗣　　トヨタ記念病院 循環器内科　　1部…第1章

上久保 陽介　トヨタ記念病院 循環器内科医長　　1部…第1章

小林 光一　　トヨタ記念病院 循環器内科部長　　1部…第2章
　　　　　　　　　　　　　　　　　　　　　　1部…第7章

伊藤 唯宏　　トヨタ記念病院 循環器内科医長　　1部…第3章

吉田 英司　　トヨタ記念病院 循環器内科　　1部…第4章

石木 良治　　トヨタ記念病院 副院長／　　1部…第4章
　　　　　　名古屋大学医学部 臨床准教授　　1部…第9章

杉浦 由規　　トヨタ記念病院 循環器内科医長　　1部…第5章

八重樫 悠　　トヨタ記念病院 循環器内科　　1部…第6章

山本 大　　　トヨタ記念病院 循環器内科医長　　1部…第8章

三宅 裕史　　トヨタ記念病院 臨床検査科部長／循環器内科
　　　　　　医長　　2部…第1章

平山 賢志　　トヨタ記念病院 循環器内科医長　　2部…第2章

本書の利用にあたって

- 本書の情報は、2021年1月現在のものです。第1部に掲載された薬価は2021年1月適用のものです。

- QRコード®※1の情報は、本書発行日（最新のもの）より2年間有効です。QRコード®から読み取れる薬剤の添付文書は、定期的に最新情報に更新しておりますが、一時的にリンクが切れて読み取れなくなることがございます※2。また、有効期間終了後、QRコード®を最新情報に更新するサービスは、読者に通知なく休止もしくは廃止する場合がございます。

- 本書で取り上げる商品の解説には、一部適応外（承認外）の使用も含まれます。実際の使用にあたっては、必ず個々の添付文書を参照し、その内容を十分に理解した上でご使用ください。

- 本書の記載内容には正確を期するように努めておりますが、薬剤情報は変更されることがありますので、薬剤の使用時には最新の添付文書などをご参照ください。また、従来の治療や薬剤の使用による不測の事故に対し、著者および当社は責を負いかねます。

※1：QRコード®はデンソーウェーブの登録商標です。
※2：QRコード®からの添付文書PDFの閲覧には、別途通信料がかかりますので、ご注意ください。

循環器の
治療薬

1部

1. 一般名 プロカインアミド塩酸塩

商品名：アミサリン®錠、アミサリン®注

内服　アミサリン®錠　　注射　点滴　アミサリン®注

- **薬価：**アミサリン®錠 125mg 10.1 円・250mg 12.9 円、アミサリン®注 100mg 94 円・200mg 94 円
- **効果発現時間：**内服：投与後約 45 分で最高血中濃度に達し、以降は 1 相性に消失する。静注：投与直後に最高血中濃度となり、2 相性に消失する。
- **適応：**内服：期外収縮（上室性、心室性）、急性心筋梗塞における心室性不整脈の予防、新鮮心房細動、発作性頻拍（上室性、心室性）の治療および予防、発作性心房細動の予防、電気ショック療法との併用およびその後の洞調律の維持、手術および麻酔に伴う不整脈の予防、陳旧性心房細動。静注：期外収縮（上室性、心室性）、発作性頻拍（上室性、心室性）、手術および麻酔に伴う不整脈の予防、心房粗動（静注のみ）、陳旧性心房細動。
- **禁忌：**刺激伝導障害（房室ブロック、洞房ブロック、脚ブロックなど）、うっ血性心不全、併用禁忌薬投与中の患者さん、重症筋無力症。
- **慎重投与：**うっ血性心不全、基礎心疾患（心筋梗塞、弁膜症、心筋症など）、低血圧、重度肝腎機能障害、気管支喘息、高齢者、低カリウム（K）血症。
- **併用禁忌：**モキシフロキサシン塩酸塩、バルデナフィル塩酸塩水和物、アミオダロン塩酸塩、トレミフェンクエン酸塩。
- **併用注意：**スニチニブリンゴ酸塩（QT 延長や心室頻拍を起こす）、アミオダロン塩酸塩経口薬（プロカインアミド塩酸塩の不整脈作用を増強させるため用量を調節する）、β遮断薬（過度の心機能抑制作用をきたす）、シメチジン（不整脈作用を増

強させるため用量を調節する)、サルファ剤(サルファ剤の抗菌作用を減弱させる)。

- **作用:** Ⅰa群抗不整脈薬であり、ナトリウム(Na)チャネルと一部Kチャネル遮断作用により、脱分極抑制、再分極延長による不応期の延長で不整脈を抑制する。
- **副作用:** 心室性不整脈、全身性エリテマトーデス(SLE)様症状(発熱、紅斑、筋肉痛、関節炎)、無顆粒球症。

投与管理のポイント

- 新規不整脈を誘発する可能性がある。致死性不整脈だけでなく、PQ延長、QRS増大、QT延長、徐脈、血圧低下などの異常所見にも注意する。
- 頻度としては低いがSLE様症状、無顆粒球症などの副作用もある。SLE様症状としては紅斑や筋肉痛が見られる。無顆粒球症の初期症状としては発熱、倦怠感、咽頭痛があり血液検査で定期的に白血球分画を測定する。
- 腎排泄であり、腎機能低下時では代謝産物によるQT延長が著明に出ることがある。

くすこれ❸ポイント!

1. 心室細動などの致死性不整脈の副作用があるため、持続的な心電図モニターでの監視が必要。徐脈、血圧低下、QT延長などの心電図変化に注意する。
2. SLE様症状(紅斑、筋肉痛)、無顆粒球症に注意。
3. 腎機能低下例ではQT延長に注意。

Topics

血行動態の保たれた持続性の wide QRS 頻拍に対して、プロカインアミド塩酸塩静注群はアミオダロン塩酸塩静注群と比較して、重大な心関連副作用が少なく、有効性も高かったとされる[1]。

(井土智嗣)

2. 一般名 ジソピラミド

商品名：リスモダン®P静注、リスモダン®カプセル、ジソピラミド、ジソピラン®

注射　リスモダンP®静注

内服　リスモダン®カプセル

- **薬価**：ジソピラン®カプセル50mg 6.1円・100mg 6.6円、ジソピラミドカプセル50mg 12円・100mg 18.2円、ジソピラミド徐放錠150mg 14.2円、リスモダンP静注50mg 378円、リスモダン®カプセル50mg 25.8円、100mg 38.6円、リスモダン®R錠150mg 40.6円
- **効果発現時間**：内服後約3.2時間で血漿中濃度が最高となる。半減期は約6時間。静注後は速やかに効果が発現する。
- **適応**：内服：以下の状態でほかの不整脈薬が使用できないか、無効な場合。期外収縮、発作性上室性頻拍、心房細動。静注：緊急治療を要する以下の不整脈。期外収縮（上室性、心室性）、発作性頻拍（上室性、心室性）、発作性心房細動・粗動。
- **禁忌**：高度房室ブロック、洞房ブロック、重篤なうっ血性心不全、併用禁忌薬投与中、閉塞隅角緑内障、尿貯留傾向（抗コリン作用により眼圧上昇、尿閉悪化の恐れがある）。
- **慎重投与**：心筋症、心筋炎、刺激伝導障害、心房粗動、うっ血性心不全、腎機能障害、肝機能障害、糖尿病、重症筋無力症、低カリウム（K）血症、遺伝性果糖不耐症のある患者さん、開放隅角緑内障、高齢者。
- **併用禁忌薬**：モキシフロキサシン塩酸塩、トレミフェンクエン酸塩、アミオダロン塩酸塩、エリグルスタット酒石酸塩、フィンゴリモド塩酸塩。
- **併用注意**：エリスロマイシン、クラリスロマイシン、β遮断薬、アテノロール、フェニトイン、リファンピシン、経口血糖降下薬、インスリン、バルデナフィル塩酸塩水和物、セイヨウオトギリソウ含有食品。
- **作用**：Ⅰa群抗不整脈薬に分類され、ナトリウム（Na）チャ

ネル遮断作用と一部のKチャネル遮断作用により、心筋脱分極抑制、再分極延長による不応期の延長で不整脈の発生を抑制・停止する。また抗コリン作用を有する薬剤で、洞調律時の心拍数低下効果もある。

- **副作用：**心室頻拍、血圧低下、心室細動、房室ブロック、洞停止、口渇、排尿障害。

投与管理のポイント

- ジソピラミドはNaチャネルを強力に遮断する薬剤なので、心収縮力を抑制する作用（陰性変力作用）を有する。これにより心不全が発生したり悪化したりすることがある。内服中は浮腫や呼吸困難感などの心不全症状の有無を確認し、心収縮が低下している患者さんには投与しないことが重要である。
- 抗コリン作用を有する薬剤なので、口渇や特に男性での排尿障害の副作用が出ることがある。投与中は症状の確認が必要である。
- 主に腎排泄の薬剤であり、腎機能低下例では上記の副作用が見られやすくなるため定期的な血液検査や投与量の調整が必要である。

くすこれ３ポイント！

1. 心収縮を抑制する作用（陰性変力作用）があるため、浮腫・呼吸困難感などの心不全症状の有無をチェック。心収縮が低下している場合には使用しない。
2. 抗コリン作用による排尿障害に注意。
3. 腎機能低下患者には注意。

Topics　ジソピラミドの心収縮力を抑制する作用（陰性変力作用）を利用して、閉塞性肥大型心筋症の患者の症状改善目的に不整脈がなくても投与することがある[1]。

（井土智嗣）

3. 一般名 シベンゾリンコハク酸塩

商品名：シベノール®錠、シベノール®静注、シベンゾリンコハク酸塩錠

内服 シベノール®錠　　注射 シベノール®静注

- **薬価**：シベノール錠®50mg 29.1 円・100mg 47.7 円、シベノール®静注70mg 845 円、シベンゾリンコハク酸塩錠50mg「サワイ」「トーワ」15.2 円
- **効果発現時間**：内服後約 1～2 時間で血漿中濃度は最高となる。半減期は約 5～6 時間である。
- **適応**：頻脈性不整脈でほかの抗不整脈薬が無効または使用できない場合。
- **禁忌**：高度房室ブロック、高度洞房ブロック、うっ血性心不全、透析患者、閉塞隅角緑内障、尿貯留傾向。
- **慎重投与**：心筋梗塞、心筋症、弁膜症などの基礎心疾患、房室ブロック、洞房ブロック、脚ブロックなどの刺激伝導障害、著明な洞性徐脈、重篤な肝機能障害、腎機能障害、高齢者、糖尿病、低カリウム（K）血症、開放隅角緑内障。
- **併用禁忌**：バルデナフィル塩酸塩水和物、モキシフロキサシン塩酸塩、トレミフェンクエン酸塩、エリグルスタット酒石酸塩、フィンゴリモド塩酸塩。
- **作用**：Vaughan Williams 分類でⅠa 群に分類され、ナトリウム（Na）チャネル遮断作用と一部 K チャネル遮断作用を有する。脱分極抑制、再分極延長による不応期の延長で不整脈の発生を抑制する。また弱い抗コリン作用も有する。
- **副作用**：催不整脈作用、心不全、低血糖、肝機能障害、顆粒球減少、間質性肺炎。

投与管理のポイント

- シベンゾリンコハク酸塩の内服により低血糖が誘発されることがある。内服中は発汗や震えなどの低血糖症状がないかどうかを確認する必要がある。また経口血糖降下薬内服中は低血糖が起こりやすくなるのでより注意が必要である。

- シベンゾリンコハク酸塩はNaチャネルを遮断する薬剤なので、心収縮力を抑制する作用（陰性変力作用）を有する。これにより心不全が発生したり悪化したりすることがある。内服中は浮腫や呼吸困難感などの心不全症状の有無を確認し、心収縮が低下している患者さんには投与しないことが重要である。

- 抗コリン作用を有する薬剤なので、男性での排尿障害の副作用が出ることがある。投与中は症状の確認が必要である。

くすこれ3ポイント!

① 内服中は低血糖症状に注意する。
② 心収縮を抑制する作用（陰性変力作用）があるため、浮腫・呼吸困難感などの心不全症状の有無をチェック。心収縮が低下している場合には使用しない。
③ 抗コリン作用による排尿障害に注意。

Topics ジソピラミドと同様に閉塞性肥大型心筋症患者さんの症状改善目的に不整脈がなくても投与することがある。

（井土智嗣、上久保陽介）

4. 一般名 ピルメノール塩酸塩水和物

商品名：**ピメノール®カプセル**

内服　ピメノール®カプセル

- **薬価**：ピメノール®カプセル 50mg 67.1 円・100mg 113.8 円
- **効果発現時間**：内服後約 1〜2 時間で血漿中濃度は最高となり、半減期は約 7〜10 時間である。
- **適応**：心室性頻脈性不整脈でほかの抗不整脈薬が使用できないか、または無効の場合。
- **禁忌**：高度房室ブロック、高度洞房ブロック、うっ血性心不全、閉塞隅角緑内障、尿貯留傾向、本剤の成分に過敏症の既往歴。
- **慎重投与**：心筋梗塞、心筋症、弁膜症などの基礎心疾患、高度心拡大、房室ブロック、洞房ブロック、脚ブロックなどの刺激伝導障害、著明な洞性徐脈、重篤な肝機能障害、腎機能障害、高齢者、糖尿病、低カリウム（K）血症、開放隅角緑内障。
- **併用禁忌**：モキシフロキサシン塩酸塩、バルデナフィル塩酸塩水和物、アミオダロン塩酸塩（注射薬）、トレミフェンクエン酸塩。
- **併用注意**：糖尿病用薬（低血糖の恐れ）、ジゴキシン（ジゴキシンの血中濃度が上昇する恐れ）、リファンピシン（ピルメノール塩酸塩水和物の血中濃度が低下する恐れ）。
- **作用**：Vaughan Williams 分類でⅠa 群に分類され、ナトリウム（Na）チャネル遮断作用と一部 K チャネル遮断作用を有する。脱分極抑制、再分極延長による不応期の延長で不整脈の発生を抑制する。また抗コリン作用（心臓に存在する M2 受容体への親和性が高い）も有する。
- **副作用**：心不全、心室性不整脈、房室ブロック、低血糖など。

投与管理のポイント

● ピルメノール塩酸塩水和物は Na チャネルを遮断する薬剤なので、心収縮力を抑制する作用（陰性変力作用）を有する。これにより心不全が発生したり悪化したりすることがある。内服中は浮腫や呼吸困難感などの心不全症状の有無を確認し、心収縮が低下している患者さんには投与しないことが重要である。

● 抗コリン作用を有する薬剤なので、口渇や排尿障害の副作用が出る可能性がある。しかしながらピルメノール塩酸塩水和物は心臓に存在する M2 受容体への親和性が高いため、分泌腺や平滑筋への影響は少なく、ジソピラミドと比較し副作用の発生頻度は少ない。

● ピルメノール塩酸塩水和物の内服により低血糖が誘発されることがある。内服中は発汗や震えなどの低血糖症状がないかどうかを確認する必要がある。また経口血糖降下薬内服中は低血糖が起こりやすくなるのでより注意が必要である。

くすこれ ③ ポイント！

❶ 心収縮を抑制する作用（陰性変力作用）があるため、浮腫・呼吸困難感などの心不全症状の有無をチェック。心収縮が低下している場合には使用しない。

❷ 抗コリン作用による排尿障害などに注意。

❸ 内服中は低血糖症状に注意する。

（井土智嗣、上久保陽介）

5. 一般名 リドカイン

商品名：静注用キシロカイン®、リドカイン静注用

注射　静注用キシロカイン®　リドカイン静注用

- **薬価：** リドカイン静注 1％200mL 489 円、リドカイン静注 2％5mL「タカタ」94 円、静注用キシロカイン® 2％5mL 94 円
- **効果発現時間：** 投与直後に血漿中濃度は最高となり、半減期は約 2 時間である。
- **適応：** 上室性期外収縮、心室性期外収縮、上室性発作性頻拍、心室性発作性頻拍、急性心筋梗塞時および手術に伴う心室性不整脈の予防。
- **禁忌：** 完全房室ブロックなどの重篤な刺激伝導障害、本剤またはアミド型局所麻酔薬に対し過敏症の既往がある。
- **慎重投与：** 洞性徐脈、刺激伝導障害患者、ショック状態、心不全、重度の肝障害、腎障害、高齢者。
- **作用：** Na チャネル遮断薬で Vaughan Williams 分類では I b 群に分類される。ナトリウム（Na）チャネル遮断作用により、心筋の脱分極を抑制し、不整脈の発生を抑制する。
- **副作用：** ショック、刺激伝導抑制、意識障害、痙攣、悪性高熱、嘔吐などの消化器症状。

投与管理のポイント

- リドカインは Na チャネルだが、Na チャネルからの解離速度が速いため、心収縮を抑制させる作用（陰性変力作用）が少ない薬剤である。心収縮が低下した症例でも比較的安全に投与することができる。
- リドカインには静注用製剤と局所麻酔用製剤の 2 種類があるので間違えないように注意が必要である。不整脈に対しては静注用を使用する。
- リドカインには中枢神経蓄積作用があり、使用によりせ

ん妄、めまい、眠気、嘔吐、振戦などの中枢神経症状が出現することがある。特に高齢者では血中濃度が高くなりやすく、意識障害、振戦、痙攣などが見られることがあり、投与には注意が必要である。

くすこれ ３ ポイント!

❶ Na チャネル遮断薬だが心室収縮に対しての影響が少ない。

❷ 静注用と局所麻酔用製剤があるので間違えないように注意。

❸ 中枢神経症状の副作用があり症状に注意。

Topics

急性心筋梗塞急性期の心室不整脈予防のための投与は推奨されない[1]。

（井土智嗣、上久保陽介）

6. 一般名 メキシレチン塩酸塩

商品名： メキシチール®カプセル、メキシチール®点滴静注、メキシレチン、チルミメール®

内服 メキシチール®カプセル

注射 点滴 メキシチール®点滴静注

- **薬価：** メキシチール®カプセル 50mg 14.7 円・100mg 22.3 円、メキシチール®点滴静注 125mg 568 円、メキシレチンカプセル 50mg 5.9 円・100mg 8.4 円、チルミメール® 50mg 5.9 円、100mg 8.4 円

- **効果発現時間：** 内服：投与後、約 2〜4 時間で最高血中濃度となり、半減期は約 10 時間である。静注：半減期は 10.2〜11.5 時間である。

- **適応：** 心室性頻脈性不整脈。

- **禁忌：** 重篤な刺激伝導障害、重篤な心不全。

- **慎重投与：** 心筋梗塞、心筋症、弁膜症などの基礎心疾患、房室ブロック、脚ブロックなどの刺激伝導障害、著明な洞性徐脈、重篤な肝機能障害、腎機能障害、心不全、低血圧、パーキンソン症候群、高齢者、低カリウム（K）血症、ほかの抗不整脈薬による治療中。

- **作用：** リドカインの類似体であり、ナトリウム（Na）チャネル遮断薬で Vaughan Williams 分類では Ｉb 群に分類される。Na チャネル遮断作用により、心筋の脱分極を抑制し、不整脈の発生を抑制する。

- **副作用：** 中毒性表皮壊死症、スティーブンス・ジョンソン症候群、過敏症症候群、心室頻拍、房室ブロック、腎不全、幻覚、肝機能障害。

投与管理のポイント

- メキシレチン塩酸塩は Na チャネルであるが、リドカインと同様に Na チャネルからの解離速度が速いため、心収縮

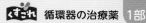

を抑制させる作用（陰性変力作用）が少ない薬剤である。心収縮が低下した症例でも比較的安全に投与することができる。

●紅斑、水疱、びらんなどの症状が現れた場合は中毒性表皮壊死症、スティーブンス・ジョンソン症候群の前駆症状の可能性があるため、投与を中止する必要がある。

●メキシレチン塩酸塩は比較的副作用の頻度が高く、悪心・嘔吐や食欲不振などの消化器症状や、振戦、幻覚・錯乱、複視、構音障害などの精神神経症状が副作用として出現する場合がある。特に高齢者では副作用が出やすくなるので注意が必要である。副作用が出現した場合には薬剤の減量もしくは中止が必要である。

くすこれ ③ ポイント!

❶ Na チャネル遮断薬だが心室収縮に対しての影響が少ない。

❷ 内服中は皮膚症状に注意。

❸ 副作用として消化器症状や精神神経症状が発現することがある。

（井土智嗣、上久保陽介）

7. 一般名 アプリンジン塩酸塩

商品名：アスペノン®カプセル、アスペノン®静注用、アプリンジン

内服 アスペノン®カプセル

注射 アスペノン®静注用

- **薬価**：アスペノン®カプセル 10mg 37.7 円・20mg 58.7 円、アスペノン®静注用 100mg 743 円、アプリンジンカプセル 10mg 16.4 円、20mg 25.5 円
- **効果発現時間**：内服：内服後約 2〜4 時間で血漿中濃度は最高となり、反復経口投与した場合の半減期は約 50 時間である。
- **適応**：頻脈性不整脈でほかの抗不整脈薬が使用できないか、または無効の場合。
- **禁忌**：重篤な刺激伝導障害（完全房室ブロックなど）、重篤なうっ血性心不全、妊娠またはその可能性のある女性。
- **慎重投与**：心筋梗塞、心筋症、弁膜症などの基礎心疾患、房室ブロック、脚ブロックなどの刺激伝導障害、著明な洞性徐脈、重篤な肝機能障害、腎機能障害、心不全、パーキンソン症候群、高齢者、低カリウム（K）血症。
- **併用禁忌**：なし。
- **作用**：Vaughan Williams 分類では I b 群に分類され、ナトリウム（Na）チャネル遮断作用を有し、心筋の脱分極抑制し興奮を抑制することにより不整脈発生を抑える。弱いカルシウム（Ca）チャネル、K チャネル遮断作用も有する。
- **副作用**：心室頻拍などの催不整脈作用、肝機能障害、中枢神経症状など。

投与管理のポイント

- アプリンジン塩酸塩は Na チャネルだが、Na チャネルからの解離速度が比較的速いため、心収縮を抑制させる作用（陰性変力作用）が少ない薬剤である。心収縮が低

下した症例でも比較的安全に投与することができる。

- 主に肝臓で代謝され腎排泄が少ない薬剤なので、腎不全のある患者さんにも比較的安全に投与ができる。
- 副作用として肝機能障害の頻度が比較的高いため、定期的に血液検査を行い肝機能の確認が必要である。また、振戦・めまい・ふらつきなどの神経症状が出現する場合もあり、内服中はこれらの症状がないかどうかの確認が必要である。

くすこれ 3 ポイント!

1. Na チャネル遮断薬だが心収縮を抑制させる作用（陰性変力作用）は比較的少ない。
2. 腎不全、呼吸不全患者にも比較的安全に投与できる。
3. 肝機能障害、神経症状（振戦、めまいなど）の副作用に注意。

Topics

ベプリジル塩酸塩水和物抵抗性の持続性心房細動に対するアプリンジン塩酸塩の追加投与が有効な場合がある[1]。

(井土智嗣、上久保陽介)

8. 一般名 プロパフェノン塩酸塩

商品名：プロノン®錠、プロパフェノン

内服 プロノン®錠

- **薬価**：プロノン®錠 100mg 36.8 円・150mg 43.2 円、プロパフェノン錠 100mg 16 円・150mg 18.8 円
- **効果発現までの時間**：投与後 1〜3 時間で血漿中濃度は最高となり、半減期は約 2〜3 時間である。
- **適応**：頻脈性不整脈でほかの抗不整脈薬が使用できないか、または無効の場合。
- **禁忌**：うっ血性心不全、高度の房室ブロック、洞房ブロック。
- **慎重投与**：心筋梗塞、心筋症、弁膜症などの基礎心疾患、房室ブロック、脚ブロックなどの刺激伝導障害、著明な洞性徐脈、重篤な肝機能障害、腎機能障害、高齢者、低カリウム（K）血症。
- **併用禁忌**：リトナビル、ミラベグロン、アスナプレビル。
- **作用**：Vaughan Williams 分類では Ｉc 群に分類され、ナトリウム（Na）チャネル遮断作用により心筋の脱分極を抑制する。また弱交感神経 β 遮断作用も有する。これらの作用により不整脈発生を抑制、停止させる。
- **副作用**：心室頻拍、洞停止、洞房ブロック、房室ブロック、肝機能障害、消化器症状（悪心・食欲不振）、精神神経症状（ふらつき）。

投与管理のポイント

- プロパフェノン塩酸塩には Na チャネル遮断作用があるので、心収縮を抑制する作用も強く、これにより心不全が発生したり悪化したりすることがあるので注意が必要である。内服中は浮腫や呼吸困難感などの心不全症状がないかを確認、もともと心収縮が低下している患者さん

には投与しないことが重要である。

● 主に肝臓で代謝・排泄される薬剤であり、肝機能が低下した患者さんに投与する際には注意が必要である。

● プロパフェノン塩酸塩にはβ遮断作用があるため、洞性徐脈や房室ブロックなどの徐脈性不整脈を引き起こす可能性がある。投与中には定期的な心・脈拍数測定、心電図モニター装着、心電図記録などでこれらを確認する。

くすこれ③ポイント!

❶ 心収縮を抑制する作用（陰性変力作用）があるため、投与中は浮腫・呼吸困難感などの心不全症状の有無を確認。

❷ 肝臓で代謝・排泄される。

❸ こまめな心・脈拍数測定、心電図の確認が必要。

Topics

プロパフェノン塩酸塩には交感神経β受容体遮断作用があるので、日中などの活動時に発生する発作性心房細動により有効性が高いとされる[1]。

(井土智嗣、上久保陽介)

9. 一般名 フレカイニド酢酸塩

商品名：タンボコール®錠、タンボコール®静注、フレカイニド酢酸塩錠

内服 タンボコール®錠

注射 タンボコール®静注

- ●**薬価：**タンボコール®錠 50mg 69.4 円、タンボコール®静注 50mg 369 円
- ●**効果が出るまでの時間：**内服：内服後約 2 時間で血漿中濃度が最大となる。半減期は約 12 時間である。
- ●**適応：**内服：頻脈性不整脈（発作性心房細動・心房粗動、心室性）。静注：緊急治療を要する頻脈性不整脈。
- ●**禁忌・慎重投与：**禁忌：うっ血性心不全、高度の房室・洞房ブロック、心筋梗塞後の無症候性心室期外収縮・非持続性心室頻拍、妊婦。慎重投与：基礎心疾患のある患者さん、高齢者、刺激伝導障害（房室・洞房・脚ブロックなど）のある患者さん、うっ血性心不全の既往のある患者さん、肝機能障害のある患者さん、重篤な腎機能障害のある患者さん、血清カリウム（K）低下のある患者さん。
- ●**併用・配合禁忌：**禁忌：リトナビル、ミラベグロン。
- ●**作用：**Vaughan Williams 分類でⅠc 群薬に分類され、強力なナトリウム（Na）チャネル遮断作用により心房・心室筋での興奮伝導を遅延させ不整脈を停止、発生を抑制する。
- ●**副作用：**心室頻拍（torsades de pointes）、洞停止、房室ブロック、心不全、精神神経症状（頭がぼーっとする、めまい、頭重など）など。

投与管理のポイント

- ●Na チャネル遮断作用を有する薬剤は心収縮力を抑制する作用（陰性変力作用）がある。フレカイニド酢酸塩などのⅠc 群薬には強力な Na チャネル遮断作用があるの

32

で、心収縮を抑制する作用も強く、これにより心不全が発生したり悪化したりすることがあるため注意が必要である。内服中は浮腫や呼吸困難感などの心不全症状がないかを確認、もともと心収縮が低下している患者さんには投与しないことが重要である。

● フレカイニド酢酸塩は K チャネル遮断作用も有し QT 延長をきたす可能性がある。QT 延長による torsades de pointes の危険性があるため、定期的に心電図で QT 時間を確認する必要がある。また、投与により洞停止や房室ブロックなどの徐脈性不整脈をきたす場合もある。定期的な心・脈拍数測定、心電図モニター装着、心電図記録などでこれらを確認する。

● 腎機能低下例では薬剤の血中濃度が上昇しやすく、これらの副作用が出やすくなるので用量に注意して使用する必要がある。

くすこれ 3 ポイント!

❶ 腎排泄（80%）なので、腎機能低下例や高齢者では減量して使用する。

❷ 心収縮を抑制する作用（陰性変力作用）があるため、投与中は浮腫・呼吸困難感などの心不全症状の有無を確認。

❸ こまめな心・脈拍数測定、心電図の確認が必要。

Topics

心房細動発生早期に薬剤やアブレーションによるリズムコントロール治療を開始することにより患者予後を改善することを示した EAST-AFNET4 試験（2020 年 8 月発表）[1] で使用された抗不整脈薬のなかで最も多く用いられた薬剤である。

（上久保陽介）

10. 一般名 ピルシカイニド塩酸塩水和物

商品名：サンリズム®カプセル、サンリズム®注射液
ジェネリック名：ピルジカイニド塩酸塩錠

内服 サンリズム®カプセル　　注射 サンリズム®注射液

- **薬価：**サンリズム®カプセル 50mg 65 円、サンリズム®注射液 50 598 円
- **効果が出るまでの時間：**内服：内服後約 1.2 時間で血漿中濃度が最大となる。半減期は約 4〜5 時間である。
- **適応：**内服：頻脈性不整脈（ほかの抗不整脈が使用不可または無効の場合に使用）。静注：緊急治療を要する頻脈性不整脈。
- **禁忌・慎重投与：**禁忌：うっ血性心不全、高度の房室・洞房ブロック。慎重投与：基礎心疾患のある患者さん、心不全の既往のある患者さん、刺激伝導障害（房室・洞房・脚ブロックなど）のある患者さん、著明な洞性徐脈のある患者さん、腎機能障害のある患者さん、重篤な肝機能障害のある患者さん、血清カリウム（K）低下のある患者さん。
- **併用・配合禁忌：**禁忌：なし。
- **作用：**Vaughan Williams 分類でⅠc 群薬に分類され、ナトリウム（Na）チャネルを選択的に強力に遮断することにより心房・心室筋での興奮伝導を遅延させ不整脈を停止、発生を抑制する。
- **副作用：**多形心室頻拍（torsades de pointes）、洞停止、房室ブロック、心不全、消化器症状（胃痛、食欲不振、悪心・嘔吐）など。

投与管理のポイント

- ピルシカイニド塩酸塩水和物はほぼ腎臓からしか排泄されないため、腎機能低下例では特に注意して用量調節を行う必要がある。添付文書での通常用量は 1 日 150mg

を3回に分けて経口投与とされているが、下の表からもわかるように、はじめから1日150mg内服できるのは体格が大きく非常に腎機能が良好な方のみである。投与に際しては血液検査結果のみならず体重測定も重要である。

表1 腎機能を指標としたピルシカイニド初期投与ノモグラフ (mg/日)

CCr (mL/min) ＼ 体重(kg)	~50	50~70	70~
0~19	(25mg/2日)		
20~29	25		50
30~39		50	75
40~59	50	75	100
60~79			
80~99	75	100	150
100~			

- ピルシカイニド塩酸塩水和物はNaチャネルを選択的に遮断する薬剤なので、心収縮力を抑制する作用（陰性変力作用）を有する。強力なNaチャネル遮断作用があるので、心収縮を抑制する作用も強く、これにより心不全が発生したり悪化したりすることがある。内服中は浮腫や呼吸困難感などの心不全症状の有無を確認し、心収縮が低下している患者さんには投与しないことが重要である。
- 投与により洞停止や房室ブロックなどの徐脈性不整脈をきたす場合がある。定期的な心・脈拍数測定、心電図モニター装着、心電図記録などでこれらを確認する。

くすこれ ③ ポイント!

① 生体内でほとんど代謝されず未変化体で腎から排泄
される薬剤なので、腎機能低下例や高齢者では非常
に注意して用量調節を行う必要がある。

② 心収縮を抑制する作用(陰性変力作用)があるため、
浮腫・呼吸困難感などの心不全症状の有無をチェッ
ク。心収縮が低下している場合には使用しない。

③ こまめな心・脈拍数測定、心電図の確認が必要。

Topics

ピルシカイニド塩酸塩水和物やタンボコールな
どの Na チャネル遮断作用を有する I c 群薬はブルガダ症候
群(心室細動により突然死するリスクのある疾患)を診断す
る目的で投与される場合がある。ブルガダ症候群例にピルシ
カイニド塩酸塩水和物を投与すると心電図 V_1〜V_3 誘導での
coved 型 ST 上昇が出現・顕在化する。

(上久保陽介)

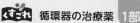

11。—般名 アミオダロン塩酸塩

商品名: **アンカロン®錠、アンカロン®注**

  内服 アンカロン®錠　 注射 アンカロン®注

- **薬価:** アンカロン®錠 100 246.8 円、アンカロン®注 150 2,395 円

- **効果が出るまでの時間:** 内服: アミオダロン塩酸塩は経口投与での吸収率は低く 25〜65% 程度である。内服後効果が出始めるには最低でも 2〜3 日必要で、通常 1〜3 週間程度である。半減期は長く内服中止後 14〜107 日である。静注: 投与後 1〜2 時間以内に効果が出現する。

- **適応:** 内服: 生命に危険のある下記の再発性不整脈でほかの抗不整脈薬が無効か、または使用できない場合（心室細動、心室性頻拍、心不全〔低心機能〕または肥大型心筋症に伴う心房細動）。注射: 生命に危険のある心室細動、血行動態不安定な心室頻拍で難治性かつ緊急を要する場合。電気的除細動抵抗性の心室細動または無脈性心室頻拍による心停止。

- **禁忌・慎重投与:** 禁忌: 内服: 重篤な洞不全症候群、2 度以上の房室ブロック、本剤の成分またはヨウ素に対する過敏症の既往歴。静注: 洞性徐脈、洞房ブロック、重度伝導障害（高度な房室ブロック、2 束ブロックまたは 3 束ブロック）。慎重投与: 間質性肺炎、肺胞炎、肺線維症、肺拡散能低下、肺に既往歴、軽度の刺激伝導障害（1 度房室ブロック、脚ブロックなど）、心電図上 QT 延長、重篤なうっ血性心不全、重篤な肝・腎機能低下、甲状腺機能障害またはその既往歴のある患者さん。

- **併用・配合禁忌:** 禁忌: 内服薬: リトナビル、サキナビル、サキナビルメシル酸塩、ネルフィナビルメシル酸塩、モキシフロキサシン塩酸塩、バルデナフィル塩酸塩水和物、シルデナフィルクエン酸塩、トレミフェンクエン酸塩、フィンゴリモド塩酸

塩またはエリグルスタット酒石酸塩。禁忌：静注薬：上記に加え、クラスⅠaおよびⅢ（ソタロール塩酸塩、ニフェカラント塩酸塩）の抗不整脈薬、ベプリジル塩酸塩水和物、エリスロマイシン（注射薬）、ペンタミジンイセチオン酸塩。

- **作用**：カリウム（K）チャネル遮断薬としてVaughan Williams分類ではⅢ群に分類されているが、Kチャネルのみならずさまざまな作用を有し、ナトリウム（Na）・カルシウム（Ca）チャネル遮断、交感神経α・β受容体遮断作用も有し、マルチチャネルブロッカーといわれる。これらのチャネルに作用し、心筋の活動電位持続時間を延長、不応期を延長し不整脈の停止や発生を抑制する。
- **副作用**：徐脈、QT延長、角膜異常、甲状腺障害、肝機能障害、間質性肺炎。

投与管理のポイント

- アミオダロン塩酸塩には心収縮力を抑制する作用（陰性変力作用）が少なく、また薬剤の代謝・排泄もほとんど肝臓で行われるため、心収縮の低下した心不全患者さんや腎不全の患者さんにも比較的安全に投与することができる。一方、肝臓で排泄されるため、肝障害のある患者さんに投与する場合には注意が必要である。
- アミオダロン塩酸塩は投与中高率（約75%）に副作用を認める。副作用は長期間治療された例に多く、投与用量が多くなると副作用の頻度が上がるので注意が必要である。心外性副作用としては角膜色素沈着の頻度が高く、6カ月以上投与された場合にはほぼ全例で認められる。また、甲状腺機能低下症・亢進症や、頻度は高くはないが重篤な副作用として間質性肺炎がある。心臓の副作用としては徐脈の頻度が多い。投与中はこれらの副作用発生に注意し、可能な限り低用量内服で使用することが大切である。
- またアミオダロン塩酸塩には血管拡張作用や交感神経遮断作用があり、静注で投与する場合には血圧低下をきた

す場合がある。血行動態が不安定な患者さんに投与する
場合には一層の注意が必要である。

● アミオダロン塩酸塩は相互作用によりワルファリンカリ
ウム、ジギタリス製剤、ほかの抗不整脈薬の効果を増強
する可能性がある。これらの薬剤を内服中の場合には減
量する必要があることがある。

くすこれ 3 ポイント!

❶ 心不全や腎不全の患者さんに投与しやすい。
❷ さまざまな副作用（心外性も）に注意。
❸ 併用薬に注意。

(上久保陽介)

12. 一般名 ソタロール塩酸塩

商品名：ソタコール®錠

内服　ソタコール®錠

- **薬価：** ソタコール®錠 40mg 131.7 円
- **効果が出るまでの時間：** 内服後約 2.7 時間で血漿中濃度が最高になる。半減期は 7～11 時間である。
- **適応：** 生命に危険のある心室頻拍、心室細動の再発性不整脈でほかの抗不整脈薬が無効か、または使用できない場合。
- **禁忌・慎重投与：** 禁忌：心原性ショック、重度のうっ血性心不全、重篤な腎障害、高度の洞性徐脈、高度の刺激伝導障害（2～3 度の房室ブロック、高度の洞房ブロック）、気管支喘息・気管支痙攣の恐れのある患者、先天性または後天性の QT 延長症候群、本剤に対する重篤な過敏症の既往歴、心筋抑制のある麻酔薬（シクロプロパンなど）を投与中。慎重投与：基礎心疾患があり心不全をきたす恐れがある、急性心筋梗塞（発症後 2 週間以内）後で左室機能不全（左室駆出率 40％ 以下）を伴う、うっ血性心不全、刺激伝導障害（房室ブロック、洞房ブロック）、高齢者、腎機能障害、心電図上 QT 延長の見られる患者、血清カリウム（K）・血清マグネシウム（Mg）の低下、洞機能不全、糖尿病、甲状腺中毒、アナフィラキシー、乾癬。
- **併用・配合禁忌：** 禁忌：心筋抑制のある麻酔薬（シクロプロパンなど）、アミオダロン塩酸塩（注射）、バルデナフィル塩酸塩水和物、モキシフロキサシン塩酸塩、トレミフェンクエン酸塩、フィンゴリモド塩酸塩、エリグルスタット酒石酸塩。
- **作用：** 強力な非選択性 β 遮断作用を有する薬剤である。K チャネル（I_{Kr}）遮断による心筋不応期延長作用も有するため Vaughan Williams 分類では III 群に分類されている。両作用により不整脈を抑制する。

● 副作用：徐脈、心不全、頭痛・立ちくらみなどの精神神経症状。

投与管理のポイント

● ソタロール塩酸塩は強力なβ遮断作用を有する抗不整脈薬なので投与中は徐脈になりやすくなる。定期的に心電図を確認し過度な徐脈となっていないかどうかをチェックする必要がある。また、立ちくらみやふらつき、失神など徐脈により引き起こされる症状の出現に注意が必要である。

● Kチャネル遮断作用も有するためQT延長をきたす可能性がある。ソタロール塩酸塩投与中は徐脈になりやすく、徐脈になるとQT延長が増悪しtorsades de pointesなどの危険な不整脈を誘発するリスクがあるため特に注意が必要である。

● ソタロール塩酸塩は腎臓から排泄される薬剤なので、腎機能低下例や高齢者では血中濃度が上昇しやすく上記の副作用が出現しやすくなる。

くすこれ ③ ポイント！

❶ 立ちくらみやふらつき、失神などの症状出現に注意。
❷ 定期的に心電図検査を行い、心拍数やQT時間を確認。
❸ 腎機能低下例や高齢者では副作用発生により注意をして観察。

Topics　胎児の上室頻拍に対する治療にソタロール塩酸塩が用いられることがある[2]。

(上久保陽介)

13. 一般名 ニフェカラント塩酸塩

商品名：**シンビット®静注用**

注射　点滴　シンビット®静注用

- **薬価**：シンビット®静注用 50mg 4,542 円
- **効果が出るまでの時間**：静注直後に血漿中濃度は最高となる。半減期は約 1.5 時間である。
- **適応**：生命に危険のある心室頻拍、心室細動でほかの抗不整脈薬が無効か、または使用できない場合。
- **禁忌・慎重投与**：禁忌：QT 延長症候群。慎重投与：著明な洞性徐脈、刺激伝導障害（房室ブロック、洞房ブロック、脚ブロックなど）、血清カリウム（K）低下、重篤な腎機能障害、重篤な肝機能障害、高齢者。
- **併用・配合禁忌**：禁忌：アミオダロン塩酸塩注射薬、フィンゴリモド塩酸塩、エリグルスタット酒石酸塩。
- **作用**：純粋な K チャネル（I_{kr}）遮断薬で Vaughan Williams 分類では III 群に分類される。心筋の有効不応期を延長して不整脈を抑制する。
- **副作用**：多形心室頻拍（torsades de pointes）を含む心室頻拍。

投与管理のポイント

- ニフェカラント塩酸塩は K チャネルのみを抑制して効果を発揮し、そのほかのナトリウム（Na）やカルシウム（Ca）チャネルには作用しない。そのため心収縮を低下させる作用（陰性変力作用）がなく、心収縮が低下した例にも使用が可能である。K チャネル遮断作用により QT 延長をきたす。QT 延長に伴い torsades de pointes が発生する可能性があるので、慎重に心電図モニタリングを行い、QT 間隔を常に確認する必要がある。

QT間隔を測定し過度のQT延長を認める場合には減量・投与中止が必要になる。徐脈時や低K血症がある場合にはより一層QT間隔が延長するので、使用にあたっては細心の注意が必要である。

くすこれ 3 ポイント!

① 慎重な心電図モニタリングが必要。
② QT延長に伴うtorsades de pointesに注意。
③ 投与前の心拍数や血清K値に注意。

Topics

ニフェカラント塩酸塩を除細動抵抗性心室細動に投与すると、除細動で停止しやすくなるので難治性の心室細動症例に用いられることがある。同じ静注Ⅲ群薬であるアミオダロン塩酸塩注射薬より即効性があり、半減期が短く、血圧低下の副作用が少ないとされる。一方、アミオダロン塩酸塩と比較しQT延長やtorsades de pointesが発生しやすい薬剤である。

(上久保陽介)

14. 一般名 ベプリジル塩酸塩水和物

商品名：ベプリコール®錠

内服　ベプリコール®錠

- **薬価：**ベプリコール®錠 50mg 61.4 円
- **効果が出るまでの時間：**内服後約 3 時間で血漿中濃度が最高となる。血漿中濃度が定常状態となるには平均 14 日間の投与が必要で、消失半減期は約 80 時間と長い。
- **適応：**持続性心房細動、頻脈性不整脈（心室性）でほかの不整脈が使用できないか無効の場合、狭心症。
- **禁忌・慎重投与：**禁忌：うっ血性心不全、高度の刺激伝導障害（房室ブロック、洞房ブロック）、著明な洞性徐脈、著明な QT 延長、妊婦または妊娠している可能性のある女性。慎重投与：基礎心疾患（心筋梗塞、弁膜症、心筋症など）、高齢者、刺激伝導障害（房室ブロック、洞房ブロック、脚ブロックなど）、重篤な心室機能障害、過度に血圧が低い、重篤な肝・腎機能障害、血清カリウム（K）低下やマグネシウム（Mg）低下などの電解質異常、U 波を認める、くも膜下出血や頭蓋内出血。
- **併用・配合禁忌：**禁忌：リトナビル、アタザナビル硫酸塩、ホスアンプレナビルカルシウム水和物、イトラコナゾール、アミオダロン塩酸塩（注射）、エリグルスタット酒石酸塩。
- **作用：**カルシウム（Ca）チャネル抑制作用があることから Vaughan Williams 分類では Ⅳ群に分類されているが、Na チャネルおよび K チャネル抑制作用も併せ持つ。K チャネルには複数の種類があるが、ベプリジル塩酸塩水和物はそのほとんどすべてを抑制する。このマルチチャネル抑制作用により不整脈を停止・抑制する。
- **副作用：**QT 延長、心室頻拍（torsades de pointes を含む）、心室細動、洞停止、房室ブロック、間質性肺炎、消化器症状

（悪心など）、肝障害、無顆粒球症などがある。

投与管理のポイント

● ほぼすべての K チャネルを抑制する薬剤なので投与中は心電図での QT 延長をきたしやすくなる。QT 延長に伴う torsades de pointes をきたすことがあり、その徴候として患者さんが前失神・失神症状を訴えることがあるのでこれらを見逃さないことが重要である。もちろん投与中はこまめに心電図検査を行い QT 延長がないかの確認が必要である。

● QT 延長は低 K 血症があると出現しやすくなる。内服中は血液検査での K 値を確認し、低 K 血症をきたす薬剤を併用する場合には特に注意が必要である。

● 頻度は多くはないが、間質性肺炎や消化器症状・肝障害の副作用が報告されている。内服中の患者さんが咳、悪心、食欲低下などの症状を訴える場合には副作用の可能性があるので注意が必要である。

くすこれ ③ ポイント!

① 突然のふらつきや意識消失などの前失神 / 失神が疑われる症状を見逃さない。

② 内服中は低 K 血症とならないように。

③ 内服中は咳や悪心・食欲低下などの症状出現に注意。

Topics

日本で行われ、ベプリジルの持続性心房細動への有効性を調べた J-BAF 試験では 200mL/ 日投与例での突然死が報告[2]されており、使用にあたっては専門医の厳重な管理がのぞましい。

（上久保陽介）

15. 一般名 アトロピン硫酸塩水和物

商品名：アトロピン注、アトロピン硫酸塩注

注射 アトロピン注

- **薬価**：アトロピン注 0.05% シリンジ「テルモ」146 円、アトロピン硫酸塩注 0.5mg「タナベ」95 円、アトロピン硫酸塩注 0.5mg「フソー」95 円
- **効果が出るまでの時間**：静注後速やかに効果が発現する。
- **適応（不整脈）**：迷走神経性徐脈および迷走神経性房室伝導障害、そのほかの徐脈および房室伝導障害。
- **禁忌・慎重投与**：禁忌：閉塞隅角緑内障、前立腺肥大による排尿障害、麻痺性イレウス、本剤に対する過敏症の既往歴。慎重投与：開放隅角緑内障、前立腺肥大、うっ血性心不全、重篤な心疾患、潰瘍性大腸炎、甲状腺機能亢進症、高温環境にある患者さん。
- **併用・配合禁忌**：禁忌：なし。
- **作用**：抗コリン作用を有する薬剤で、ムスカリン受容体を拮抗することにより副交感神経作用を抑制する。迷走神経依存性の徐脈に対して使用される。
- **副作用**：口渇、排尿障害、緑内障、便秘など。

投与管理のポイント

- アトロピン硫酸塩水和物は抗コリン作用により迷走神経依存性徐脈を改善する。洞結節の興奮頻度を増加させ心房レートが上昇、ブロックが心房 - ヒス束間あるいは房室結節内（AH ブロック）の場合には房室伝導を改善させ心拍数が増加する。一方、ブロックがヒス束内あるいはヒス束下のブロック（HV ブロック）では、心房レートの上昇が房室伝導比の低下を引き起こし、さらに心拍数が低下する場合があるので注意が必要である。

●抗コリン作用により排尿障害や緑内障の悪化が見られることがあるので、このような既往がある患者さんには注意が必要である。また、高齢者ではこのような副作用が出現しやすくなる。

くすこれ ③ ポイント!

❶ 迷走神経依存性の徐脈・房室ブロックに対して使用する。

❷ 投与により徐脈が悪化する場合もあるので注意。

❸ 抗コリン作用を有するので排尿障害や緑内障悪化が出現することがある。

（上久保陽介）

16. 一般名 ニトログリセリン

商品名：ミオコール®スプレー、ニトロダーム®TTS、ミリスロール®注、ニトロペン®舌下錠

その他 ニトロペン®舌下錠　ミオコール®スプレー　貼付 ニトロダーム®TTS

点滴 ミリスロール®注

- **薬価：**ニトロペン®0.3mg舌下錠　12.6円、ミオコール®スプレー　1591円/缶、ニトロダーム®TTS25mg　66.2円、ミリスロール®注5mg/10mL　422円
- **用法・用量：**ニトロペン®舌下錠：ニトログリセリンとして、通常成人0.3〜0.6mg（本剤1〜2錠）を舌下投与する。狭心症に対し投与後、数分間で効果の現れない場合には、さらに0.3〜0.6mg（本剤1〜2錠）を追加投与する。ミオコール®スプレー：1回1噴霧（ニトログリセリンとして0.3mg）を舌下投与。効果不十分の場合は1噴霧を追加投与する。ニトロダーム®TTS：1日1回1枚（ニトログリセリンとして25mg含有）を胸部、腰部、上腕部のいずれかに貼付する。ミリスロール®注：注射液そのまま、または生理食塩液、5%ブドウ糖注射液、乳酸リンゲル液などで希釈し、ニトログリセリンとして0.005〜0.05%（1mLあたり50〜500μg）溶液を点滴静注する。
- **適応：**ニトロペン®舌下錠：狭心症、心筋梗塞、心臓喘息、アカラシアの一時的寛解。ミオコール®スプレー：狭心症発作の寛解。ニトロダーム®TTS：狭心症。ミリスロール®注：手術時の低血圧維持、手術時の異常高血圧の救急処置、急性心不全（慢性心不全の急性増悪期を含む）、不安定狭心症。

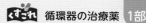

- **禁忌**：重篤な低血圧または心原性ショックのある患者さん、閉塞隅角緑内障のある患者さん、頭部外傷または脳出血のある患者さん、高度な貧血のある患者さん、硝酸・亜硝酸エステル系薬剤に対し、過敏症の既往歴のある患者さん。

- **慎重投与**：ニトロペン®舌下錠、ニトロダーム®TTS：低血圧の患者さん、心筋梗塞の急性期の患者さん、原発性肺高血圧症の患者さん、閉塞性肥大型心筋症の患者さん。ミリスロール®注：新生児および乳幼児、高齢者、メトヘモグロビン血症の患者さん、頭部外傷または脳出血のある患者さん、著しく血圧の低い患者さん、肝障害のある患者さん。

- **併用禁忌**：ホスホジエステラーゼ-5阻害作用を有する薬剤、グアニル酸シクラーゼ刺激作用を有する薬剤。

- **作用**：化学構造のなかにNO（一酸化窒素）を含む。このNOは血管周囲の平滑筋細胞を弛緩させる効果を示す。そのため血管が拡張することになる。動脈血管、静脈血管、冠動脈のいずれの血管にも作用するが、静脈や冠動脈への効果が強く、動脈への効果はやや弱いと考えられている。静脈を拡張することで心臓に戻ってくる血液を減少させて心不全を改善し、冠動脈を拡張することで狭心症の治療薬としても効果を示す。やや効果が弱いものの動脈へ作用することで心臓の仕事量を減少させるが、同時に血圧低下に注意する必要も出てくる。

- **副作用**：脳貧血、血圧低下、熱感、潮紅、頭痛、悪心・嘔吐、頻脈、不整脈。

投与管理のポイント

- 舌下錠や舌下スプレーでは短時間に血中濃度が上昇するため頭痛が起きることがある。特に追加投与をする場合は頭痛が起きやすいためあらかじめ患者さんに説明しておくとよい。

- 緑内障は悪化すると失明の危険にもつながる。緑内障の有無を必ず確認をする。

- 大動脈弁狭窄症はいったん血圧が低下すると非常に危険な状態に陥る。聴診で異常な雑音がないか確認したり、

心エコー検査の結果を確認することも大切である。

くすこれ ③ ポイント!

❶ 舌下錠や舌下スプレー使用時には頭部へ向かう動脈も拡張させるため頭痛が短時間見られることがある。

❷ 緑内障のある方は眼圧が上昇してしまうため使用できない。

❸ 血圧がもともと低い方や強い大動脈弁狭窄症のある方は血圧が大きく低下する可能性があるので慎重に検討する必要がある。

Topics ニトログリセリンを含む硝酸薬においては耐性が問題になる。長時間使用を続けるとその作用が徐々に減弱する。休薬期間を置くことで作用を安定化させる工夫が行われることがある。

（小林光一）

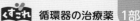
17。一般名 硝酸イソソルビド

商品名：**ニトロール®スプレー、フランドル®テープ、ニトロール®Rカプセル、ニトロール®注**

その他 ニトロール®スプレー

貼付 フランドル®テープ

内服 ニトロール®Rカプセル

点滴 ニトロール®注

- **薬価：**ニトロール®スプレー　1178.6円/瓶、フランドル®テープ　62.7円、ニトロール®Rカプセル20mg　13円、ニトロール®注5mg　205円

- **用法・用量：**ニトロール®スプレー：1回1噴霧（硝酸イソソルビドとして1.25mg）効果不十分の場合には、1回1噴霧に限り追加する。フランドル®テープ：1回1枚（硝酸イソソルビドとして40mg）を胸部、上腹部または背部のいずれかに貼付する。ニトロール®Rカプセル：1回1カプセル（硝酸イソソルビドとして20mg）を1日2回、経口投与する。ニトロール®注：心不全に対して0.05〜0.001%溶液とし、硝酸イソソルビドとして1時間あたり1.5〜8mgを点滴静注。不安定狭心症に対して0.05〜0.001%溶液とし、硝酸イソソルビドとして1時間あたり2〜5mgを点滴静注。

- **適応：**ニトロール®スプレー：狭心症発作の寛解。フランドル®テープ、ニトロール®Rカプセル：狭心症、心筋梗塞（急性期を除く）、そのほかの虚血性心疾患。ニトロール®注：急性心不全（慢性心不全の急性増悪期を含む）、不安定狭心症、冠動脈造影時の冠攣縮寛解。

- **禁忌：**重篤な低血圧または心原性ショックのある患者さん、閉塞隅角緑内障の患者さん、頭部外傷または脳出血のある患者さ

ん、高度な貧血のある患者さん、硝酸・亜硝酸エステル系薬剤に対し過敏症の既往歴のある患者さん、ホスホジエステラーゼ-5阻害作用を有する薬剤またはグアニル酸シクラーゼ刺激作用を有する薬剤を投与中の患者さん。

- **慎重投与：**低血圧の患者さん、心筋梗塞の急性期の患者さん、原発性肺高血圧症の患者さん、肥大型閉塞性心筋症の患者さん。
- **併用禁忌：**ホスホジエステラーゼ-5阻害作用を有する薬剤、グアニル酸シクラーゼ刺激作用を有する薬剤。
- **作用：**ニトログリセリン（→ P.48）を参照のこと。
- **副作用：**熱感、血圧低下、熱感、潮紅、頭痛、悪心・嘔吐、頻脈、不整脈。

投与管理のポイント
- ニトログリセリン（→ P.48）を参照のこと。

くすこれ ⓵ ポイント!

❶ ニトログリセリン（→ P.48）を参照のこと。

（小林光一）

18. 一般名 一硝酸イソソルビド

商品名：**アイトロール®錠**

内服　アイトロール®錠

- **薬価**：アイトロール®錠20mg　12.7円
- **血漿中濃度**：単回投与により血漿中濃度は投与後約2時間で最大となる。
- **用法・用量**：1回20mg1日2回を経口投与する。効果不十分な場合には1回40mg1日2回まで増量できる。
- **適応**：狭心症。
- **禁忌**：重篤な低血圧または心原性ショックのある患者さん、閉塞隅角緑内障の患者さん、頭部外傷または脳出血のある患者さん、高度な貧血のある患者さん、硝酸・亜硝酸エステル系薬剤に対し過敏症の既往歴のある患者さん、ホスホジエステラーゼ-5阻害作用を有する薬剤またはグアニル酸シクラーゼ刺激作用を有する薬剤を投与中の患者さん。
- **慎重投与**：低血圧の患者さん、原発性肺高血圧症の患者さん、肥大型閉塞性心筋症の患者さん、肝障害のある患者さん、高齢者。
- **併用禁忌**：ホスホジエステラーゼ-5阻害作用を有する薬剤、グアニル酸シクラーゼ刺激作用を有する薬剤。
- **作用**：ニトログリセリンの作用と基本的に同じである。
- **副作用**：頭痛、めまい、動悸、肝機能障害、腹痛、悪心。

投与管理のポイント

ニトログリセリン（→ P.48）を参照のこと。

くすこれ 1 ポイント!

❶ ニトログリセリン（→ P.48）を参照のこと。

（小林光一）

19. 一般名 ニコランジル

商品名：シグマート®錠、シグマート®注

 内服 シグマート®錠　　 点滴 シグマート®注

- **薬価**：シグマート®錠 5mg　13.6 円、シグマート®注 12mg 988 円。
- **用法・用量**：シグマート®錠：1 日量 15mg を 3 回に分割経口投与する。シグマート®注：不安定狭心症には生理食塩液または 5％ブドウ糖注射液で溶解して 0.01〜0.03％溶液とし、1 時間あたり 2〜6 mg の点滴静注で投与する。急性心不全には 1 時間あたり 0.05〜0.2mg/kg で投与する。
- **適応**：シグマート®錠：狭心症。シグマート®注：不安定狭心症、急性心不全。
- **禁忌**：シグマート®注：重篤な肝・腎機能障害のある患者さん、重篤な脳機能障害のある患者さん、重篤な低血圧または心原性ショックのある患者さん、アイゼンメンゲル症候群または原発性肺高血圧症のある患者さん、右室梗塞のある患者さん、脱水症状のある患者さん、神経循環無力症のある患者さん、閉塞隅角緑内障のある患者さん、過敏症の既往歴のある患者さん。
- **慎重投与**：重篤な肝障害のある患者さん、緑内障の患者さん、低血圧の患者さん、高齢者。
- **併用禁忌**：ホスホジエステラーゼ-5 阻害作用を有する薬剤、グアニル酸シクラーゼ刺激作用を有する薬剤。
- **作用**：硝酸薬と同様の NO（一酸化窒素）を産生する作用とアデノシン三リン酸（ATP）感受性カリウム（K）チャネルの開口作用という 2 つの作用機序をもっている。
- **副作用**：頭痛、肝機能障害、血圧低下、悪心、めまい、ほてり、倦怠感。

投与管理のポイント

- 内服や経皮吸収の硝酸薬では休薬期間の必要性を考える必要があるが、ニコランジルでは耐性をあまり考えずに投与することができる。
- 日本の製薬会社で開発され、徐々に海外でも利用できるようになってきている。
- 冠動脈造影で確認できない末梢の部分も拡張する作用があると考えられるため、カテーテル治療のなかでも積極的に利用される。

くすこれ ③ ポイント!

1. 硝酸薬と違い薬剤耐性が生じにくいと考えられている。
2. Made in JAPAN の薬である。
3. 微小冠動脈にも働くと考えられている。

Topics

最近では冠動脈の狭窄について、冠動脈内に圧センサー付きワイヤーを通過させてFFR（冠血流予備量比）を測定し治療適応を検討することが一般的になっている。そのときに冠血流を最大にする必要がある。ニコランジルは微小冠動脈を含めた冠動脈全体を拡張させる作用があるためこの計測に利用することができる。

（小林光一）

20. 一般名 ジゴキシン

商品名：ジゴシン®錠、ジゴシン®注、ハーフジゴキシン®KY 錠

内服 ジゴシン®錠

注射 ジゴシン®注

- ●**薬価：**ジゴシン®錠 0.25mg　9.8 円、ジゴシン®注 0.25mg
  141 円
- ●**薬物動態：**内服薬は投与後約 1 時間で最高血中濃度となり、
  消失半減期は 22〜48 時間。注射薬では静注後約 30 分で効果
  が得られ、消失半減期は 35〜48 時間。
- ●**適応：**うっ血性心不全、心房細動・粗動による頻脈、発作性上
  室性頻拍。以下の際における心不全および各種頻脈の予防と治
  療：手術、急性熱性疾患、出産、ショック、急性中毒。
- ●**禁忌：**①房室ブロック、洞房ブロックのある患者さん、②ジギ
  タリス中毒の患者さん、③閉塞性心筋疾患（特発性肥大性大動
  脈弁下狭窄など）のある患者さん、④本剤の成分またはジギタ
  リス製剤に対し過敏症の既往歴のある患者さん。
- ●**慎重投与：**急性心筋梗塞、心室性期外収縮、ウォルフ・パーキ
  ンソン・ホワイト（WPW）症候群、電解質異常（低カリウム
  〔K〕血症、低マグネシウム〔Mg〕血症など）、甲状腺機能障
  害、腎機能障害（血液透析を含む）などのある患者さん。併用
  注意：P 糖タンパク質に影響を及ぼす薬剤により血中濃度が影
  響を受けるため注意が必要。
- ●**作用：**①心筋収縮力の増大（陽性変力作用）、②心拍数の減少
  （陰性変時作用）。
- ●**副作用：**重大な副作用としてジギタリス中毒、非閉塞性腸間膜
  虚血がある。

投薬管理のポイント

- ●ジギタリス製剤は主に収縮不全を伴う心不全に合併した
  頻脈性不整脈に対して投与される。特に β 遮断薬やジル

チアゼム塩酸塩、ベラパミル塩酸塩などが併用されている場合は房室ブロックなどの過度の徐脈をきたすことがあり、注意が必要。ジギタリス製剤の重大な副作用としてジギタリス中毒がある。血中ジゴキシン濃度高値＝ジギタリス中毒というわけではないが、血中ジゴキシン濃度高値はジギタリス中毒の危険因子の1つであり、定期的な血中ジゴキシン濃度測定が有用。安全性を加味した血中ジゴキシン濃度の治療域は 0.5〜1.5mg/mL であり、低濃度が望ましいとされている。また、収縮不全を伴う心不全患者では、0.9ng/mL 以下を目安にと、さらに低濃度での管理が推奨されている。腎機能障害や電解質異常（特に低 K 症や低 Mg 血症など）を合併しているとジギタリス中毒をきたしやすいため注意が必要 [1]。

くすこれ 3 ポイント!

❶ 徐脈、ジギタリス中毒に注意。
❷ 定期的に血中ジゴキシン濃度を測定。
❸ 腎機能障害、電解質異常（低 K 血症、低 Mg 血症など）に注意。

Topics DIG トライアル [2]：慢性心不全患者におけるジギタリス製剤（ジゴキシン）の死亡率、心不全入院に対する効果を検討。死亡率はジゴキシン群、プラセボ群で有意差を認めなかったが、ジゴキシン群では心不全増悪による入院が有意に少なかった。この結果より、ジゴキシンは慢性心不全患者の死亡率など長期予後を改善するものではないが、QOLを改善する可能性が示唆された。

（伊藤唯宏）

21。—般名 メチルジゴキシン

商品名：ラニラピッド®錠

内服　ラニラピッド®錠

- **薬価：**ラニラピッド®錠 0.1mg　7.8 円
- **薬物動態：**経口投与後 5〜15 分で作用発現が認められる。
- **適応：**うっ血性心不全、心房細動・粗動による頻脈、発作性上室性頻拍。
- **禁忌：**①房室ブロック、洞房ブロックのある患者さん、②ジギタリス中毒の患者さん、③閉塞性心筋疾患（特発性肥大性大動脈弁下狭窄など）のある患者さん、④本剤の成分またはジギタリス製剤に対し過敏症の既往歴のある患者さん。
- **慎重投与：**急性心筋梗塞、心室性期外収縮、ウォルフ・パーキンソン・ホワイト（WPW）症候群、電解質異常（低カリウム〔K〕血症、低マグネシウム〔Mg〕血症など）、甲状腺機能障害、腎機能障害（血液透析を含む）などのある患者さん。
- **併用禁忌：**カルシウム（Ca）注射薬（静注により急激に血中Ca 濃度が上昇するとジゴキシンの毒性が急激に出現することがある）、スキサメトニウム塩酸塩水和物（併用により重篤な不整脈を起こす恐れがある）。
- **作用：**①心筋収縮力の増大（陽性変力作用）、②心拍数の減少（陰性変時作用）。
- **副作用：**重大な副作用としてジギタリス中毒、非閉塞性腸間膜虚血がある。

投与管理のポイント

- メチルジゴキシンはジゴキシンの末端にある水酸基をメチル化し、消化管吸収を改善した薬剤。内服薬で比較した場合、ジゴキシンよりも吸収が速やかで効果発現が速いとされている。ジギタリス製剤の重大な副作用として

ジギタリス中毒がある。血中ジゴキシン濃度高値＝ジギタリス中毒というわけではないが、血中ジゴキシン濃度高値はジギタリス中毒の危険因子の1つであり、定期的な血中ジゴキシン濃度測定が有用。メチルジゴキシンの血中濃度モニタリングは血中ジゴキシン濃度で代用可能。安全性を加味した血中ジゴキシン濃度の治療域は0.5〜1.5mg/mLであり、低濃度が望ましいとされている。また、収縮不全を伴う心不全患者では、0.9ng/mL以下を目安にするというように、さらに低濃度での管理が推奨されている。腎機能障害や電解質異常（特に低K血症や低Mg血症など）を合併しているとジギタリス中毒をきたしやすいため注意が必要である[1]。

くすこれ 3 ポイント!

❶ 徐脈、ジギタリス中毒に注意。
❷ 定期的に血中ジゴキシン濃度を測定。
❸ 腎機能障害、電解質異常（低K血症、低Mg血症など）に注意。

Topics

ジギタリス中毒の症状には不整脈、消化器症状、神経症状、視覚異常などがある。不整脈では房室ブロック、心室性期外収縮の増加、心房頻拍、房室接合部調律などさまざまなものを生じる。そのほかの症状や徴候は非特異的（食欲不振や悪心など）であり、診断確定が難しいこともある。ジギタリス製剤内服中に何らかの不整脈を認め、何となく調子が悪そうな患者さんを診たらジギタリス中毒を疑い、血中ジギタリス濃度の測定と内服中止を検討するようにする。

（伊藤唯宏）

22. 一般名 ピモベンダン

商品名: **アカルディ®カプセル**

内服 アカルディ®カプセル

- **薬価:** アカルディ®カプセル 2.5　136円
- **用法・用量:** 急性心不全ではピモベンダンとして1回2.5mgを経口投与する。なお、患者の病態に応じ、1日2回経口投与することができる。また、必要に応じて、ジギタリス製剤などと併用する。慢性心不全（軽症〜中等症）ではピモベンダンとして1回2.5mgを1日2回食後に経口投与する。なお、年齢、症状により適宜増減する。ただし、ジギタリス製剤、利尿薬などと併用する。
- **薬物動態:** 急性心不全では投与後30分から血行動態が変化。1.5時間から有意な改善を認め、投与12時間後も作用が持続。
- **適応:** ①急性心不全で利尿薬などを投与しても十分な心機能改善が得られない場合、②慢性心不全（軽症〜中等症）でジギタリス製剤、利尿薬などの基礎治療薬を投与しても十分な効果が得られない場合。
- **禁忌:** なし。
- **慎重投与:** ①肥大型閉塞性心筋症、閉塞性弁疾患の患者さん、②急性心筋梗塞の患者さん、③重篤な不整脈のある患者および高度の房室ブロックのある患者さん、④重篤な脳血管障害のある患者さん、⑤重篤な肝・腎障害のある患者さん。
- **作用:** ①心筋収縮力の増大（陽性変力作用）、②血管拡張作用。
- **副作用:** 重大な副作用として心室細動・心室頻拍などの致死性不整脈、肝機能障害、黄疸がある。

投与管理のポイント

- ピモベンダンはホスホジエステラーゼ（PDE）-3阻害薬に分類され、PDE-3活性の抑制によるcAMP上昇を介

した心筋収縮力の増大と血管拡張作用を示す。β受容体を介さないため、心筋酸素消費量を増加させない（心筋に無理をさせて疲れさせない）ことが特徴。しかし、血管拡張作用のため血圧低下に注意が必要。特に、閉塞性肥大型心筋症や大動脈弁狭窄症などの閉塞性弁疾患では圧較差の増大をきたすことがあり、慎重に投与しなければならない。また、強心薬全般に見られるように、重大な副作用として心室頻拍や心室細動などの致死性不整脈があり、経過観察のため定期的にホルター心電図などの検査を行う。ピモベンダンはその強心作用を期待してカテコールアミン離脱困難時やβ遮断薬導入時の補助として投与されることがある。

くすこれ 3 ポイント!

❶ 血圧低下、不整脈に注意。
❷ 閉塞性肥大型心筋症、閉塞性弁疾患（大動脈弁狭窄症）では慎重に投与。
❸ 静注カテコールアミン離脱時やβ遮断薬導入の補助として使用されることがある。

Topics

EPOCH試験はわが国におけるNYHA心機能分類ⅡもしくはⅢ度の心不全患者を対象としたピモベンダンの臨床試験であり、52週の試験期間中ピモベンダン群でプラセボ群に比較して複合エンドポイント（心不全死、心臓突然死、不整脈死、心不全増悪による入院）が大きく減少し、身体活動能力が改善したと報告されている。経口強心薬は慢性心不全患者の長期予後を改善しないとされているが、上記のように重症例でのQOL改善に寄与する可能性がある。

(伊藤唯宏)

23. 一般名 ドカルパミン

商品名：タナドーパ®顆粒

内服　タナドーパ®顆粒

- **薬価：**タナドーパ®顆粒 75%　386.5 円
- **薬物動態：**血漿中遊離型ドパミン濃度は経口投与後 1.5 時間で最大となり、5 時間後にほとんど消失した。
- **適応：**ドパミン塩酸塩注射液、ドブタミン塩酸塩注射液などの少量静脈内持続点滴療法（5μg/kg/min 未満）からの離脱が困難な循環不全で、少量静脈内持続点滴療法から経口薬への早期離脱を必要とする場合。
- **禁忌：**褐色細胞腫の患者さん（褐色細胞腫の患者さんでは血中にカテコールアミンが過剰に分泌されているので、ドパミン産生物質を投与すると、一層の過剰反応が起こったり、期待した効果が得られない恐れがある）。
- **慎重投与：**肥大型閉塞性心筋症（特発性肥厚性大動脈弁下狭窄）の患者さん。
- **併用注意：**フェノチアジン系誘導体（クロルプロマジン）、ブチロフェノン系誘導体（ハロペリドール、ドロペリドールなど）、MAO 阻害薬。
- **作用：**①心筋収縮力増強作用（陽性変力作用）、②腎血流増加・尿量増加作用、③末梢血流量増加作用。
- **副作用：**重大な副作用として心室頻拍などの不整脈や肝機能障害、黄疸が現れることがある。

投与管理のポイント

- ドパミンの前駆物質（プロドラッグ）であり、投与後体内でドパミンに変化してドパミン受容体を刺激する。いわば内服版のドパミンであり、静注ドパミン塩酸塩からの離脱困難時などに使用されることがある。閉塞性肥大

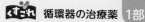

型心筋症では心筋収縮力の増強により左室内の閉塞が増悪してしまう可能性があり注意が必要である。副作用として、静注カテコールアミンと同様に心室頻拍や心室性期外収縮など心室性不整脈の増加が知られており、動悸、めまい、ふらつき、失神、胸部不快など不整脈による症状が疑われる場合は早期に受診を促す必要がある。現在では経口強心薬に心不全の長期予後改善効果はないことがわかっており、長期間にわたり使用されることは少ないと思われるが、突然中止すると過度の血圧低下を生じる可能性があり、徐々に減量した後に中止する。

くすこれ 3 ポイント!

❶ 静注ドパミン塩酸塩の代替薬として使用される。
❷ 閉塞性肥大型心筋症では慎重投与。
❸ 心室性不整脈の増加に注意し、動悸やめまいなどの症状があれば受診するよう説明する。

Topics

経口強心薬は大きく分けて2つのタイプがある。1つは交感神経刺激薬（カテコールアミン系）であり、現在日本ではデノパミン、ドカルパミンが使用できる。これらはアドレナリン受容体（α受容体、β受容体）に作用し強心作用を発現する。もう1つはホスホジエステラーゼ（PDE)-3阻害薬であり、ピモベンダンが使用可能。PDE-3阻害薬は細胞内のcAMP濃度を増加させ、細胞内Ca^{2+}濃度の上昇を介して心筋の酸素需要量を増加させることなく心筋収縮力を増強させる。

(伊藤唯宏)

第3章 昇圧薬・強心薬

24. 一般名 デノパミン

商品名：**カルグート®錠、デノパミール®錠**

内服　カルグート®錠 デノパミール®錠

- **薬価**：カルグート®錠5　30.5円、カルグート®錠10　53.2円、カルグート®細粒5%　254.1円
- **薬物動態**：経口投与後、血中濃度は約1時間で最高となり、以後約4時間の半減期で減少する。
- **適応**：慢性心不全。
- **禁忌**：なし。
- **慎重投与**：①急性心筋梗塞の患者（胸痛、前胸部不快感などの症状が発現することがある）、②不整脈のある患者（心室性期外収縮などの不整脈が発現することがある）、③肥大型閉塞性心筋症の患者（心収縮増強作用により、左室流出障害を増強させる恐れがある）。
- **併用注意**：なし。
- **作用**：心筋収縮力を選択的に増強し、心拍数、血圧への影響は少なく、また不整脈誘発作用も弱い。
- **副作用**：重大な副作用には心室頻拍などの不整脈（0.1〜5%未満）がある。そのほかの副作用に、頻脈、心室性期外収縮などの不整脈、動悸、血圧上昇、胸痛、前胸部不快感、頭痛、悪心・嘔吐、食欲不振、腹痛、AST・ALT上昇、発疹、掻痒がある。

投与管理のポイント

- デノパミンはβ_1受容体を刺激して強心作用を発揮する、いわば内服版のドブタミンである。そのため治療抵抗性の急性心不全症例で静注カテコールアミンからの離脱や、コントロール不良の慢性心不全の患者さんに対して短期的に投与されることがある。閉塞性肥大型心筋症の患者さんでは、心筋収縮力の増強により閉塞を増悪させてし

まうため禁忌である（この病態では、ジギタリスなどを含め心筋収縮力を増強させる薬剤は注意が必要）。副作用として、静注カテコールアミンと同様に心室頻拍や心室性期外収縮など心室性不整脈の増加が知られており、動悸、めまい、ふらつき、失神、胸部不快など不整脈による症状が疑われる場合は早期に受診を促す必要がある。

くすこれ 3 ポイント！

❶ 静注カテコールアミンからの離脱や、慢性心不全のコントロールが不十分なときに使用。

❷ 閉塞性肥大型心筋症では禁忌。

❸ 心室性不整脈の増加に注意し、動悸やめまいなどの症状があれば受診するよう説明する。

Topics

1980年代から種々の経口強心薬の大規模臨床試験が行われているが、ことごとく否定的な結果が報告された。特に、心筋収縮力が低下した心不全ではβ遮断薬による長期予後改善効果が明らかにされており、心臓に鞭打って働かせる（強心薬）よりも休ませる（β遮断薬）方が長い目で見ればよい効果が得られるということと考えられる。現在では経口強心薬には慢性心不全の長期予後を改善する効果はないとされており、カテコールアミン離脱困難症例など特殊な状況を除いて積極的に用いられることはない。

（伊藤唯宏）

25. 一般名 ミドドリン塩酸塩

商品名：**メトリジン®D錠**

内服　メトリジン®D錠

- **薬価**：メトリジン®D錠2mg　26.3円
- **薬物動態**：単回投与後、1.5〜2時間で最高血中濃度に達し、半減期約2時間で減衰する。
- **適応**：本態性低血圧、起立性低血圧。
- **禁忌**：①甲状腺機能亢進症の患者さん（甲状腺機能亢進症の患者さんは、ノルエピネフリンなどと類似の作用をもつ交感神経刺激薬により過度な反応を起こす可能性が知られている。本剤は、薬理学的にこれらの薬剤と同様な反応を起こす恐れがある）、②褐色細胞腫の患者さん（褐色細胞腫の患者さんは、カテコールアミンの過剰放出があり、本剤が病態を悪化させる恐れがある）。
- **慎重投与**：①重篤な心臓障害のある患者さん、②重篤な血管障害のある患者さん、③重篤な腎障害のある患者さん、④高血圧の患者さん、⑤前立腺肥大に伴う排尿困難のある患者さん。
- **作用**：選択的α₁受容体刺激作用により末梢血管を収縮させ、血圧上昇作用を示す。
- **副作用**：頭痛、悪心、腹痛などの副作用が現れることがある。

投与管理のポイント

- ミドドリン塩酸塩は本態性低血圧、起立性低血圧などに対して処方される薬剤である。もともと低血圧の患者さんに処方されていることが多く、本剤の内服による血圧変動も予想されることから毎日の定期的な家庭血圧測定を指導する。また、起立性低血圧の患者さんでは、本剤の内服で臥位時に過度の血圧上昇（臥位高血圧）をきたすことがあり注意が必要である。動悸、頭痛などの症状

は臥位血圧の上昇による場合がある。臥位高血圧が見られた場合は本剤の減量、または頭部を高くして眠るなどの対応があるが、臥位高血圧が持続する場合には投与の中止が必要となることもある。また、起立性低血圧の患者さんでは、低血圧を予防する一般的な注意事項として、アルコールや降圧薬など低血圧を助長する薬物を避ける、頭部を 10〜20°挙上して睡眠をとる、ゆっくりと起き上がるようにする、塩分・水分を摂取する、朝食は軽食とコーヒーのみにする、弾性ストッキングの着用などを指導する。

くすこれ 3 ポイント!

① 家庭血圧測定を指導する。
② 臥位高血圧に注意する。
③ 起立性低血圧に対する一般的な生活指導を行う。

Topics

起立性低血圧治療におけるミドドリン塩酸塩の有効性はいくつかの臨床試験で示唆されている。系統的レビューでは特に臥位高血圧が治療介入を制限する因子として指摘されており、これが認められた場合は上記のような対応をとる必要がある。

(伊藤唯宏)

26. 一般名 アメジニウムメチル硫酸塩

商品名: **リズミック®錠**

内服　リズミック®錠

- **薬価**：リズミック®錠 10mg　19.2 円
- **薬物動態**：空腹時単回投与後、2.7 ± 0.4 時間で最大血中濃度に達し、消失半減期 13.6 ± 2.5 時間で減衰する。
- **適応**：本態性低血圧、起立性低血圧、透析施行時の血圧低下の改善。
- **禁忌**：①高血圧症の患者さん、②甲状腺機能亢進症の患者さん、③褐色細胞腫のある患者さん、④閉塞隅角緑内障の患者さん、⑤残尿を伴う前立腺肥大のある患者さん。
- **慎重投与**：重篤な心臓障害のある患者さん。
- **併用注意**：①ドロキシドパ（血圧の異常上昇をきたすことがある）、②ノルアドレナリン（血圧の異常上昇をきたす恐れがある）。
- **作用**：ノルアドレナリンと競合して末梢の神経終末に取り込まれ、ノルアドレナリンの神経終末への再取り込みを抑制するとともに、神経終末においてノルアドレナリンの不活性化を抑制し、交感神経機能を亢進させる。これにより血圧上昇作用を示す。
- **副作用**：主な副作用として、動悸、頭痛、悪心・嘔吐、ほてり感、高血圧などがある。

投与管理のポイント

- アメジニウムメチル硫酸塩は本態性低血圧、起立性低血圧、血液透析中の低血圧に対して処方される薬剤である。もともと低血圧の患者さんに処方されていることが多く、また内服による血圧変動も予想されることから定期的な家庭血圧測定を指導する。外来での 24 時間自由行動下血圧測定検査も有用。また、副作用として動悸、頭痛、悪心・嘔吐、ほてり感、高血圧が報告されており、これ

らの症状が認められた場合は速やかに受診するよう指導する。また、起立性低血圧の患者さんでは、低血圧を予防する一般的な注意事項として、アルコールや降圧薬など低血圧を助長する薬物を避ける、頭部を10〜20°挙上して睡眠をとる、ゆっくりと起き上がるようにする、塩分・水分を摂取する、朝食は軽食とコーヒーのみにする、弾性ストッキングの着用などを指導する。

くすこれ 3 ポイント!

❶ 定期的な家庭血圧測定を指導する。
❷ 動悸、頭痛、高血圧など副作用が疑われるような症状出現時の受診指導。
❸ 起立性低血圧に対する一般的な生活指導を行う。

Topics

起立性低血圧の予後は心疾患などの基礎疾患の有無に依存するといわれている。加齢とともに低血圧に伴う虚血性臓器障害が出現しやすくなり、起立性低血圧症例では死亡率が増加すると指摘されている。また脳卒中発症率の増加や虚血性心疾患発症率の増加も報告されており、これらの疾患に対する一次予防も重要となる[1]。

(伊藤唯宏)

27。 一般名 l-イソプレナリン塩酸塩

商品名：プロタノール®L注

点滴　注射　プロタノール®L注

- **薬価**：プロタノール®L注 0.2mg　213円/0.02%1mL1筒
- **適応**：①アダムス・ストークス症候群（徐脈型）の発作時（高度の徐脈、心停止を含む）、あるいは発作反復時、②心筋梗塞や細菌内毒素などによる急性心不全、③手術後の低心拍出量症候群、④気管支喘息の重症発作時。
- **禁忌**：①特発性肥大性大動脈弁下狭窄症の患者さん、②ジギタリス中毒の患者さん、③カテコールアミン（アドレナリンなど）、エフェドリン、メチルエフェドリン、メチルエフェドリンサッカリネート、フェノテロール臭化物水素酸塩、ドロキシドパを投与中の患者さん。
- **慎重投与**：冠動脈疾患、甲状腺機能亢進症、高血圧、うっ血性心不全、糖尿病のある患者さん。
- **併用禁忌**：「禁忌」③の薬剤を参照のこと。
- **作用**：心臓、血管、気管支などのアドレナリンβ_1およびβ_2受容体に非選択的に作用し、強いβ作用を発現する。心拍出量増大、洞機能および房室伝導亢進による心拍数増加、骨格筋、内臓血管拡張作用、気管支拡張作用を示す。
- **副作用**：重大な副作用として心筋虚血、心室性期外収縮、心室性頻拍、致死的不整脈、重篤な血清カリウム（K）値の低下が現れることがある。

投与管理のポイント

- イソプレナリン塩酸塩には主に心収縮力増強、心拍数増加、気管支拡張などの作用がある。持続点滴で使用され、投与中は血圧の変動や致死性不整脈の出現に注意が必要である。循環器領域では主に心拍数増加を目的として投

与される。例えば、薬剤性徐脈に対して脈拍が改善するまでの対症療法として使用されることがある。また、心臓電気生理検査やカテーテルアブレーションの際に、不整脈を誘発するために投与されることがある。

くすこれ ③ ポイント!

① 血圧、脈拍、不整脈に注意。
② 徐脈性不整脈に対して使用される。
③ 心臓電気生理検査、カテーテルアブレーションでも使用される。

Topics

不整脈のエレクトリカルストーム（短期間に致死性不整脈を繰り返し認める状態、心室頻脈〔VT〕もしくは心室細動〔VF〕ストームともよばれる）では一般的にランジオロール塩酸塩などのβ遮断薬やアミオダロン塩酸塩などの薬剤が使用される。しかし、ブルガダ症候群や早期再分極症候群など一部の特殊な疾患で生じるエレクトリカルストームではβ刺激薬であるイソプロテレノール塩酸塩やイソプレナリン塩酸塩が有効と報告されている（保険適用外）。わが国の報告では、イソプロテレノール塩酸塩 1〜2μg を静脈内投与し、続けて 0.15μg/min を持続投与する方法、あるいは 0.003〜0.006μg/kg/min で持続投与する方法が有効とされている[1]。

（伊藤唯宏）

28. 一般名 ドパミン塩酸塩

商品名：**イノバン®注、カコージン®注**

注射　イノバン®注　　カコージン®注

- **薬価：** イノバン®注 0.3%シリンジ　1,002 円/0.3%50mL、イノバン®注 100mg　223 円
- **薬物動態：** 投与開始後 5 分以内で効果発現が見られる。
- **適応：** 急性循環不全（心原性ショック、出血性ショック）。以下のような急性循環不全状態に使用する。①無尿、乏尿や利尿薬で利尿が得られない状態、②脈拍数の増加した状態、③ほかの強心・昇圧薬により副作用が認められたり、好ましい反応が得られない状態。
- **禁忌：** 褐色細胞腫の患者さん。
- **慎重投与：** ①末梢血管障害のある患者さん、②未治療の頻脈性不整脈または心室細動の患者さん、③擬糖尿病および糖尿病の患者さん。
- **併用注意：** ①フェノチアジン誘導体、プロクロルペラジンなど、ブチロフェノン誘導体、ドロペリドールなど、②モノアミン酸化酵素阻害薬。
- **作用：** 心収縮力増強作用、腎血流量増加作用、上腸間膜血流量増加作用、血圧上昇作用がある。
- **副作用：** 重大な副作用として麻痺性イレウス（0.08%）、また末梢血管の収縮により四肢冷感（0.5%）などの末梢の虚血が起こり、壊疽を生じることがある。

投与管理のポイント

- ドパミン塩酸塩は主に心収縮力増強作用、血圧上昇作用を示し、種々のショック（特に心原性ショックや敗血症性ショック）に対して用いられる。投与中は血圧、脈拍などの経時的なモニタリングを行う。また、副作用とし

て心室頻拍などの重篤な不整脈を生じることがあり注意が必要。ドパミン塩酸塩は用量依存性に異なる作用を示し、低用量では血管平滑筋にある D_1 ドパミン受容体に直接働き、細胞内 cAMP 量を増加させることで血管拡張作用を示す。特に腎動脈、腸間膜動脈を拡張し、これらの血流量を増加させることが知られている。腎動脈の拡張は糸球体濾過量を増大させ、最終的に Na^+ 利尿を起こし尿量を増加させる。中用量では主として交感神経終末からのノルアドレナリン遊離を介する間接作用により、心収縮力、心拍出量を増加させる。高用量では血管の α_1 受容体を刺激し、血圧を上昇させる。

くすこれ3ポイント!

❶ 急性循環不全（心原性ショック、敗血症性ショックなど）に用いる。
❷ 血圧、脈拍、不整脈をモニタリングする。
❸ 用量に依存して異なる受容体を刺激する（異なる作用を示す）。

Topics

低用量ドパミン塩酸塩は腎血流を増加させることから、腎保護作用のあるカテコールアミンとして従来は好んで使用されていた。しかし、1990〜2000年代にかけてドパミン塩酸塩の腎保護作用に関する多くのランダム化比較試験が行われ、現在ではその効果は否定されている。特に、2000年に発表された ANZICS trial[1] では、全身性炎症反応症候群（SIRS）の患者さんにおける急性腎障害で低用量ドパミン塩酸塩はプラセボに比して有意な腎保護作用はないと結論づけられ、低用量ドパミン塩酸塩を腎保護目的に使用すべきではないとされている。

（伊藤唯宏）

29. 一般名 ドブタミン塩酸塩

商品名：**ドブトレックス®注射液、ドブポン®注**

注射　ドブトレックス®注射液　ドブポン®注

- **薬価**：ドブポン®注 0.3%シリンジ　634円、ドブトレックス®注射液100mg　544円
- **薬物動態**：投与開始1〜2分後で作用発現が認められる。
- **適応**：急性循環不全における心収縮力増強。
- **禁忌**：①肥大型閉塞性心筋症（特発性肥厚性大動脈弁下狭窄）の患者さん、②ドブタミン塩酸塩に対し過敏症の既往歴のある患者さん。
- **慎重投与**：①重篤な冠動脈疾患のある患者さん、②心房細動のある患者、③高血圧症の患者さん、④境界型糖尿病および糖尿病の患者さん。
- **併用注意**：β遮断薬、プロプラノロール塩酸塩など（本剤の効果の減弱、末梢血管抵抗の上昇などが起こる恐れがある）。
- **作用**：心筋のアドレナリンβ_1受容体に作用し、心収縮力、心拍数を増大させる。血管のβ_2受容体を介して末梢血管抵抗を軽度に減弱するとの報告もある。
- **副作用**：不整脈（頻脈・期外収縮など）、血圧低下、過度の血圧上昇、動悸、胸部不快感、狭心痛、前胸部熱感、息切れ、悪心、腹部痛などの副作用が現れることがある。

投与管理のポイント

- ドブタミン塩酸塩は主に強心作用、ドパミン塩酸塩は主に昇圧作用を期待して投与されるイメージである。心筋梗塞、心臓大血管手術、心筋症、心不全、心原性ショック、敗血症などの病態に伴う低心拍出量状態で、心収縮力増強を目的として使用される。ドパミン塩酸塩と異なり血管収縮作用を有しない（むしろ血管のβ_2受容体に作

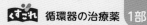

用し末梢血管抵抗を軽減し、末梢血管や肺血管拡張作用
を有する）ので、有効循環血漿量の低下や、もともと低
血圧が存在する場合はそれを助長する可能性があり、経
時的な血圧モニタリングが必要となる。以上よりドブタ
ミン塩酸塩は心収縮力の低下を伴う低心拍出量状態で、
高度の低血圧がなく、末梢血管抵抗や肺血管抵抗が高い
症例がよい適応といえる。また、もともとカルベジロー
ルやビソプロロールフマル酸塩などβ遮断薬を内服して
いる患者さんでは効果が減弱することがあり、注意が必
要である。

くすこれ **3** ポイント!

❶ ドパミン塩酸塩よりも陽性変力作用が強く、各種病
態における低心拍出量状態に対して心収縮力増強を
目的として使用される。

❷ 血圧低下に注意。

❸ β遮断薬が投与されている場合は効果が減弱する。

Topics

わが国ではドパミン塩酸塩、ドブタミン塩酸塩
の開発当初に急性心筋梗塞に伴う心ポンプ失調患者さんを対
象に多施設共同ランダム化およびクロスオーバー比較試験が
行われ、ドブタミン塩酸塩はドパミン塩酸塩に比して肺動脈
拡張期圧を低下させ、肺うっ血の軽減にも有効であることが
示されている。ただし、ドブタミン塩酸塩投与による長期予
後への影響については、FIRST試験のサブ解析によって心事
故発生率を高める可能性が示されており、使用は必要最少量
および最短期間にとどめるべきといえる。

（伊藤唯宏）

30. 一般名 アドレナリン

商品名：ボスミン®注

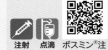

注射　点滴　ボスミン®注

- **薬価：**ボスミン®注 1mg　94 円
- **適応：**①気管支喘息、百日咳に基づく気管支痙攣の寛解、②各種疾患もしくは状態に伴う急性低血圧またはショック時の補助治療、③局所麻酔薬の作用延長、④手術時の局所出血の予防と治療、⑤心停止の補助治療、⑥虹彩毛様体炎時における虹彩癒着の防止。
- **禁忌：**①ブチロフェノン系・フェノチアジン系などの抗精神病薬、α遮断薬（ただし、アナフィラキシーショックの救急治療時はこの限りでない）を投与中の患者さん、②イソプレナリン塩酸塩などのカテコールアミン製剤、アドレナリン作動薬を投与中の患者さん（ただし、蘇生などの緊急時はこの限りでない）、②狭隅角や前房が浅いなど眼圧上昇の素因のある患者さん。
- **作用：**交感神経のα、β受容体に作用し、心臓においては心拍数の増加と心筋の収縮力を増強させる。血管に対しては、収縮作用と拡張作用の両方を現し、心臓の冠動脈を拡張し、皮膚毛細血管を収縮させて血圧を上昇させる。
- **副作用：**重大な副作用として、肺水腫、呼吸困難、心停止（初期症状：頻脈、不整脈、心悸亢進、胸内苦悶）が現れることがある。

投与管理のポイント

- アドレナリンには主に心臓に対する作用（陽性変時作用、陽性変力作用、心静止を洞調律に復するなど）、呼吸器系に対する作用（気管支拡張作用など）がある。特に、アナフィラキシーは重度の上気道（喉頭）浮腫や下気道浮腫（喘息）、ショック状態をきたす緊急病態であり、迅速

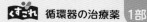

なアドレナリン投与が必要。また、二次心肺蘇生法（ACLS）などの心肺蘇生時に活躍するおなじみの薬剤でもある。基本的には血管収縮作用により血圧を上昇させるが、抗精神薬（ブチロフェノン系薬、フェノチアジン系薬など）を内服中の患者さんではα遮断作用により、アドレナリンのβ刺激作用が優位となり、血圧低下をきたすことがあるため、投与中は慎重な血圧モニタリングが必要である。また、点滴静注で投与液が血管外に漏出すると局所の虚血性壊死が起こることがあり、点滴刺入部の観察も重要となる。

くすこれ 3 ポイント!

❶ アナフィラキシー、気管支喘息、心肺蘇生時などに使用される。
❷ 不整脈、血圧変動に注意。
❸ 点滴漏れに注意。

Topics

アドレナリンは治療抵抗性の低血圧に対して持続投与が行われることがある。しかし、敗血症性ショックにおいてノルアドレナリンとアドレナリンを比較した CAT 試験[1] では、いずれも死亡率などに有意差は見られなかったが、アドレナリン投与群で有意に頻脈や乳酸アシドーシスが多かったと報告されている。このことから、やはり敗血症性ショックに対する第1選択薬はノルアドレナリンであり、これを用いてもショックから離脱できない場合に限り低用量のアドレナリンを考慮してもよいのかもしれない。

（伊藤唯宏）

31. 一般名 ノルアドレナリン

商品名：ノルアドリナリン®注

注射　点滴　ノルアドリナリン®注

- **薬価：**ノルアドリナリン®注 1mg　94円
- **適応：**各種疾患もしくは状態に伴う急性低血圧またはショック時の補助治療（心筋梗塞によるショック、敗血症によるショック、アナフィラキシー性ショック、循環血液量低下を伴う急性低血圧ないしショック、全身麻酔時の急性低血圧など）。
- **禁忌：**①ハロゲン含有吸入麻酔薬投与中の患者さん、②ほかのカテコールアミン製剤投与中の患者さん。
- **原則禁忌：**①コカイン中毒の患者さん、心室性頻拍のある患者さん。
- **慎重投与：**①高血圧の患者さん、②動脈硬化症の患者さん、③甲状腺機能亢進症の患者さん、④高齢者、⑤心疾患のある患者さん、⑥徐脈のある患者さん。
- **併用禁忌：**①ハロゲン含有吸入麻酔薬、セボフルランなど（頻脈、心室細動を起こす恐れがある）、②ほかのカテコールアミン製剤、イソプロタノール塩酸塩など（不整脈、場合により心停止を起こす恐れがある）。
- **作用：**本剤は主としてα受容体に作用し、末梢血管を収縮させることにより血圧上昇作用を示す。
- **副作用：**重大な副作用として徐脈が現れることがある。

投与管理のポイント

- ノルアドレナリンは主にα_1受容体に作用し強力な血管収縮作用を示す薬剤である。ショックや急性低血圧に対して昇圧目的に使用される。ショックには敗血症性、循環血漿量減少性（出血、脱水など）、閉塞性（緊張性気胸、心タンポナーデ、肺塞栓など）、心原性、アナフィラキシ

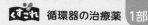

ーなどさまざまな原因がある。ショック時は迅速な対応とともにその原因診断が必要。実臨床ではまず補液負荷とノルアドレナリンなどの昇圧薬を投与し、血行動態を改善させつつ動脈血液ガスや心エコー、X線検査などでショックの原因検索を行う。原因が確定したら速やかに各々の病態に対する治療（心タンポナーデに対する心膜穿刺、緊張性気胸に対する胸腔ドレナージなど）を行う。ノルアドレナリンなどの昇圧薬はあくまで対症療法であり、原因疾患に対する治療が最も重要。また、ノルアドレナリンは腎虚血や腸管虚血の原因となることがあり、可能な限り必要最低限の投与としなければならない。

くすこれ 3 ポイント!

❶ ショックに対して早期から考慮（ただし原因に対する治療が最も重要!）。
❷ 投与中は血圧に注意。
❸ 用量、投与期間は必要最小限にとどめる。

Topics

ノルアドレナリンはガイドラインで敗血症性ショックの第1選択薬として認められており、ドパミン塩酸塩との組み合わせ、あるいは単独での投与が血圧上昇と心拍出量増加に有効であると報告されている。通常は腎血管や腸管の血管を収縮させるが、敗血症では腎血流量と尿量を増加させるといわれており、敗血症によるショックが疑われる患者さんでは早期から積極的に使用すべき薬剤と言える[1]。

（伊藤唯宏）

第3章 昇圧薬・強心薬

32. 一般名 ミルリノン

商品名：**ミルリーラ®注射液**

注射　点滴　ミルリーラ®注射液

- **薬価**：ミルリーラ®注射液 10mg　3,765 円
- **薬物動態**：投与開始時にボーラス投与を行うと数分で効果発現が見られ、投与終了後は消失相の半減期約 50 分で速やかに消失する。心不全の患者さんにおいては、個々の腎機能低下の程度に応じて血漿中濃度が増加する傾向が認められた。
- **適応**：急性心不全でほかの薬剤を投与しても効果が不十分な場合。
- **禁忌**：①肥大型閉塞性心筋症のある患者さん、②本剤の成分に対して過敏症の既往歴のある患者さん。
- **慎重投与**：①重篤な頻脈性不整脈のある患者さん、②腎機能の低下している患者さん、③著しく血圧の低い患者さん、④高齢者、⑤血清カリウム（K）低下のある患者さん。
- **併用注意**：カテコールアミン系の強心薬、ドパミン塩酸塩、ドブタミン塩酸塩など（互いに強心作用を増強するが、不整脈の発現を助長する恐れもある。必要に応じ、どちらかを減量すること）。
- **作用**：ホスホジエステラーゼ（PDE）-3 を選択的に阻害することにより、細胞内 cAMP 量を選択的に増加させ、心筋収縮力増強作用および血管拡張作用を発現すると考えられる。
- **副作用**：重大な副作用として心室頻拍、心室細動、血圧低下、腎機能の悪化が現れることがある。

投与管理のポイント

- ミルリノンは血管拡張作用を有するため、脱水などで有効循環血漿量が減少している患者さんでは過度の血圧低下をきたす可能性がある。また強心薬全般で見られるように、重篤な副作用として心室細動、心室頻拍などの致死性不整脈が生じることがあるため投与中は心電図モニ

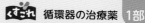

ターが必要。腎排泄性の薬剤であり、腎機能が低下している患者さんでは血漿中の薬物濃度が上昇することがある。このような患者さんでは副作用が生じる可能性が高くなるため少量から投与を開始し、より慎重な経過観察を行う。比較的まれではあるが、PDE-3 阻害薬における特徴的な副作用として血小板減少があり、定期的な血液検査を行う必要がある。血小板減少はアムリノン＞ミルリノン＞オルプリノン塩酸塩水和物の順で生じやすいといわれている。

くすこれ ３ ポイント！

❶ 血圧低下、重篤な不整脈（心室細動、心室頻拍など）に注意。

❷ 腎機能が低下している患者さんでは慎重に投与する。

❸ 血小板減少に注意。

Topics

ミルリノンは PDE-3 阻害薬に分類され、β受容体を介さずに心筋収縮力を増強し、肺動脈を含む全身の血管拡張作用を示す。カテコールアミンと異なり心筋の酸素消費量を増加させずに強心作用を発現することができる。つまり、心臓を疲れさせることなく収縮力を強めることができる。また、ミルリノンは冠動脈バイパス術後の動脈、静脈グラフトを拡張させる[1] という効果もあり、心臓外科周術期でも用いられることがある。

（伊藤唯宏）

第3章 昇圧薬・強心薬

33. 一般名 オルプリノン塩酸塩水和物

商品名：コアテック®注

注射　点滴　コアテック®注

- ●薬価：3,973.00 円（コアテック®注 5mg　5mL）
- ●薬物動態：初期ローディング投与を行った場合は 10〜30 分、行わなかった場合は 30〜60 分以内で効果発現が認められる。消失半減期は 57 分だが急性心不全患者では約 90 分に延長する。
- ●適応：急性心不全（ほかの薬剤を投与しても効果が不十分な場合）。
- ●禁忌：①肥大型閉塞性心筋症の患者さん（左室流出路狭窄を増悪させる恐れがある）、妊婦または妊娠の可能性がある女性。
- ●慎重投与：①重篤な頻脈性不整脈のある患者さん、②重篤な冠動脈疾患のある患者さん、③腎機能障害のある患者さん、④著しく血圧の低い患者さん、⑤高齢者、⑥遺伝性果糖不耐症の患者さん。
- ●併用注意：カテコールアミン系の強心薬（ドパミン塩酸塩、ドブタミン塩酸塩など）やアデニル酸シクラーゼ活性化薬は互いに強心作用を増強するが、不整脈の発現を助長させる恐れがある。
- ●作用：心収縮増強作用、血管拡張作用がある。cAMP を分解する酵素であるホスホジエステラーゼ（PDE）-3 を選択的に阻害することにより β 受容体を介さずに細胞内 cAMP を増加させる。これにより心臓では細胞内 Ca^{2+} 濃度を上昇させて心収縮力増強を、血管では細胞内 Ca^{2+} 濃度を低下させて血管拡張作用を示す。
- ●副作用：心室細動、心室頻拍（torsades de pointes を含む）、血圧低下、腎機能障害、嘔吐、血小板減少、貧血などをきたすことがある。

投与管理のポイント

- ●静注カテコールアミン（ドパミン塩酸塩、ドブタミン塩酸塩など）でコントロール困難な心不全に対して投与さ

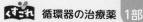

れることが多い薬剤である。その薬効から左室駆出率
（LVEF）が低く、血圧が高い（後負荷が上昇している）、
肺うっ血（肺高血圧）がある心不全がよい適応である。

- 血管拡張作用を有するため、脱水など循環血漿量が減少
する病態、高度の大動脈弁狭窄症や僧帽弁狭窄症では過
度の血圧低下をきたす可能性があり注意が必要。
- また、陽性変時作用（脈拍を増加させる作用）があり頻
脈性不整脈をさらに増悪させる可能性がある。
- 主に腎臓から排泄される薬剤であるため、腎機能低下例
では消失半減期が延長し効果が増強、遷延する可能性が
ある。このため不整脈などの副作用も遷延することがあ
り注意が必要である。

第3章 昇圧薬・強心薬

くすこれ3ポイント!

1. 左室収縮能低下や肺うっ血があり、血圧が保たれて
いる心不全がよい適応。
2. 血圧低下や不整脈の出現に注意が必要。
3. 腎機能が低下している患者さんでは薬効が増強、遷
延する可能性がある。

Topics

オルプリノン塩酸塩水和物やミルリノンは上述
のように PDE-3 を選択的に阻害することから PDE-3 阻害薬
と総称される。もともとβ遮断薬が投与されている慢性心不
全患者さんの急性増悪では交感神経受容体がブロックされて
いるためドパミン塩酸塩やドブタミン塩酸塩などカテコール
アミン系薬剤の強心効果は限定的であるが、β受容体を介さ
ない PDE-3 阻害薬は優れた薬効を示す。このため、PDE-3
阻害薬はβ遮断薬を服用している慢性心不全患者さんの急性
増悪時に用いられることがある[1]。

（伊藤唯宏）

34. 一般名 ニフェジピン

商品名：アダラート®CR錠、アダラート®L錠

内服 アダラート®CR錠 アダラート®L錠

- **薬価**：アダラート®CR錠 20mg 23.5円、アダラート®L錠 20mg 14.2円
- **用法・用量**：CR錠：高血圧、腎実質性高血圧症、腎血管性高血圧症：1日1回10〜20mgより開始、効果不十分であれば1日40mgに増量。それでも不十分であれば、1回40mgを1日2回まで増量可能。狭心症、異型狭心症：1日1回40mgを投与。症状により適宜増減、最高用量は1日1回60mg。L錠：本態性高血圧症、腎性高血圧症：1回10〜20mgを1日2回経口投与。狭心症：1日20mgを1日2回経口投与。
- **適応**：CR錠：高血圧症、腎実質性高血圧症、腎血管性高血圧症、狭心症、異型狭心症。L錠：本態性高血圧症、腎性高血圧症、狭心症。
- **副作用**：主な副作用は頭痛・頭重感、顔面潮紅・顔のほてり、動悸。

投与管理のポイント

- 豊富なエビデンスをもつニフェジピンは、血管拡張作用がほかのカルシウム（Ca）拮抗薬のなかでも群を抜いており、強力な降圧作用と抗狭心症効果を有している。そのため狭心症を合併した高血圧患者などで使用されることが多い。血管拡張作用に伴う、反射性の交感神経刺激によって頻脈や利尿作用、下腿浮腫を認めることもある。
- また、服用後すぐに効果が現れるため、厳格な降圧が必要な症例で点滴薬から内服薬へ移行するときに適している。
- 徐放剤として使用されるため、飲みにくいからといって

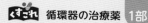

割ったりしてしまうと効果が変化してしまう点には注意が必要。

くすこれ ３ ポイント!

❶ 大動脈解離後などで点滴薬から内服薬へ移行する患者さんで使用しやすい。

❷ 割ったり、砕いたりしてはいけない。簡易懸濁などもできないため投薬方法に注意を要する。

❸ 過剰に血圧が低下することがあるので、ふらつきなどが出現することがある。頻脈、下腿浮腫などが出現することがある。このような症状が出現した場合薬剤変更を考慮する必要があるため患者さんに説明しておく。

Topics

適応外だが食道アカラシアにも効果があるとされている（ほかの Ca 拮抗薬は有効でない）。妊娠 20 週以降の妊婦さんにも投与可能。メチルドパ水和物、ヒドララジン塩酸塩で制御不可能な妊娠 20 週以降の妊婦にも投与可能な薬剤である。

(吉田英司、石木良治)

第4章 Ca拮抗薬

35. 一般名 アムロジピンベシル酸塩

商品名: アムロジン®錠、ノルバスク®錠

内服 アムロジン®錠 ノルバスク®錠

- ●**薬価:** アムロジン®OD錠 5mg　15.2円
- ●**用法・用量:** 高血圧:1日1回2.5〜5mgから開始、降圧不十分であれば1日10mgに増量。狭心症:1日1回5mgを経口投与。
- ●**適応:** 高血圧、狭心症。
- ●**副作用:** 主な副作用はほてり（熱感、顔面潮紅など）、めまい・ふらつき、頭痛・頭重）、動悸などである。

投与管理のポイント

- ●徐々に血中濃度が上昇する薬剤であり、急激な血管拡張作用は示さないため高齢者にも使いやすい。また、血漿カテコールアミン値の増加、心拍数の上昇（反跳性頻脈）をきたしにくい。夜間の過降圧が少ないので、夜間血圧が昼間より低下する患者さんに対しても使用しやすい。
- ●副作用は少ないが、用量によっては出現する場合もあり、特に増量の際は注意を要する。

くすこれ 3 ポイント!

❶ 血中半減期が 36 時間と長く、1 日 1 回の投与で 24 時間の優れた降圧効果と抗狭心症効果を示すため、本邦で最も多く使用されているカルシウム（Ca）拮抗薬である。

❷ 5mg から 10mg への増量で副作用発現率が 2.5 倍になり、浮腫の発現は 5 倍になると報告されている。特に薬を増量した際の浮腫の出現などに注意を払う必要があり患者さんにも説明しておく。

❸ 内服中止後も効果消失が緩徐であるため、投与中止後にほかの降圧薬を使用する場合には過降圧となっていないか観察する必要がある。

Topics　本邦で最も多く使用される Ca 拮抗薬であり、非循環器科医が処方しやすい薬でもある。

（吉田英司、石木良治）

36. 一般名 ニカルジピン塩酸塩

商品名：ペルジピン®注射液

点滴　注射　ペルジピン®注射液

- ●**薬価**：ペルジピン®注射液 10mg10mL 1 管　134 円
- ●**作用時間**：投与後すぐに用量依存的な血圧降下作用を示す。
- ●**用法・用量**：生理食塩液または 5％ブドウ糖注射液で希釈し、ニカルジピン塩酸塩として 0.01〜0.02％（1mL あたり 0.1〜0.2mg）溶液を点滴静注する。手術時の異常高血圧の救急処置：1 分間に体重 1kg あたり 2〜10μg の点滴速度で投与を開始し、目的値まで血圧を下げ、点滴速度を調節する。急速に血圧を下げる必要がある場合には、本剤をそのまま体重 1kg あたりニカルジピン塩酸塩として 10〜30μg を静脈内投与する。高血圧性緊急症：1 分間に体重 1kg あたり 0.5〜6μg の点滴速度で投与する。なお、投与に際しては 1 分間に、体重 1kg あたり 0.5μg より開始し、目的値まで血圧を下げ、以後血圧をモニターしながら点滴速度を調節する。急性心不全（慢性心不全の急性増悪を含む）：1 分間に、体重 1kg あたり 1μg の点滴速度で投与する。なお、患者さんの病態に応じて 1 分間に、体重 1kg あたり 0.5〜2μg の範囲で点滴速度を調節する。
- ●**適応**：高血圧緊急症、手術時の高血圧の緊急処置、急性心不全。
- ●**禁忌**：急性心不全において高度な大動脈弁狭窄症・僧帽弁狭窄症、肥大型閉塞性心筋症、低血圧（収縮期血圧 90mmHg 未満）、心原性ショックのある患者さんでの使用は禁忌である。
- ●**副作用**：主な副作用として頻脈、動悸、顔面紅潮など、重大な副作用として麻痺性イレウス、低酸素血症、肺水腫、呼吸困難、狭心痛、血小板減少肝機能障害などがある。

投与管理のポイント

- ●緊急で使用することが多く、血行動態が刻々と変化する

患者さんに対して使用するため、血圧などのモニター管理を必須とする。

● 高血圧緊急症の患者さんに、集中治療室において最も多く使用される薬剤である。

● 流量調整が必要な場合でも過量投与や急な中止は過降圧や急激な血圧上昇を引き起こす可能性があるので、少しずつ用量調整を行う。

くすこれ❷ポイント!

❶ 急性大動脈解離などの高血圧緊急症で早急な降圧を行いたい場合の第1選択薬である。

❷ 長時間投与により静脈炎を引き起こす場合があり、特に意識障害や気管挿管を行っていて自分で痛みを訴えられない患者さんの場合、点滴刺入部はこまめに観察する必要がある。

(吉田英司、石木良治)

37. 一般名 ベニジピン塩酸塩

商品名：コニール®錠

内服　コニール®錠

- **薬価**：コニール®錠 4mg　15.8 円
- **用法・用量**：高血圧症：1 日 1 回 2〜4mg から開始。降圧不十分なとき 1 日 8mg に増量。狭心症：1 日 4mg を 1 日 2 回、症状に応じて適宜増減。
- **適応**：高血圧症（腎実質性高血圧）、狭心症（冠攣縮性狭心症）。
- **副作用**：主な副作用は動悸、顔面紅潮、頭痛など。

投与管理のポイント

- カルシウム（Ca）チャネルのうち、L 型、T 型、N 型チャネルを抑制する。血管平滑筋の細胞膜に対する親和性が高く、降圧作用などの薬理効果は薬物血中濃度と相関することなく長時間持続する。
- 腎輸出細動脈の拡張作用により糸球体内圧低下作用、糸球体濾過増加作用、腎血流増加作用をもち、微量アルブミン尿の減少、腎不全患者さんの腎機能の改善効果が期待できる。
- 1 日 1 回投与で夜間正常血圧低下を示す高血圧に対して夜間の過降圧を生じることなく血圧をコントロールできる。夜間血圧低下が認められない高血圧にも 24 時間安定して血圧をコントロールできる。

くすこれ ③ ポイント!

❶ 狭心症を有する高血圧患者さんに使用することの多い薬剤である。

❷ ジゴキシンの尿細管分泌を阻害し、血中ジゴキシン濃度を上昇することがあるのでモニタリングが必要である。

❸ 過降圧になっていないか定期的な血圧チェックが必要である。

Topics 冠攣縮性狭心症に対しての Ca 拮抗薬のなかで、本薬剤が最も効果的であるとする報告がある[1]。

(吉田英司、石木良治)

第4章 Ca 拮抗薬

38. 一般名 アゼルニジピン

商品名: カルブロック®錠

内服 カルブロック®錠

- **薬価:** カルブロック®錠 8mg　10.4 円、16mg　18.4 円
- **作用時間:** 24 時間。
- **用法・用量:** 1 日 1 回 8mg あるいはさらに低用量から開始。効果不十分であれば 16mg/day まで増量可能。
- **適応:** 高血圧症。
- **副作用:** 重大な副作用は肝機能障害、黄疸、房室ブロック、洞停止、徐脈など。

投与管理のポイント

- 脂溶性が高く、細胞膜に取り込まれ、緩徐に長時間薬効を発揮する。そのため反応性頻脈はほかの薬剤と比較して認めない。
- 腎臓の輸出細動脈の T 型 Ca チャネルもブロックするため、糸球体内圧を下げることにより腎保護につながると考えられている。
- CYP3A4 の阻害作用を有する薬剤との相互作用が Ca 拮抗薬のなかでも強く、ほかの内服薬などに注意が必要。

くすこれ ③ ポイント!

❶ 1日1回投与で24時間持続した効果の得られる長時間持続性カルシウム（Ca）拮抗薬で、頻脈をきたしにくく、急激な血管拡張を引き起こさないため、頭痛、顔面紅潮などの副作用の出現が少ない。

❷ 血圧低下などに伴うふらつきを経験する場合があり、過降圧になっていないかの定期観察を要する。

❸ グレープフルーツジュースやCYP3A4の阻害作用を有する薬剤との相互作用が非常に強く、併用禁止薬を内服していないかに注意を払い、もし内服している場合は中止か薬剤変更を考慮する。

Topics

頻脈などの副作用が少なく、長時間安定した降圧効果が得られるため使いやすい薬である。

（吉田英司、石木良治）

第4章

Ca拮抗薬

39. 一般名 シルニジピン

商品名：アテレック®錠

内服　アテレック®錠

- **薬価**：アテレック®錠 10mg　43.5 円
- **用法・用量**：1 日 1 回 5〜10mg から開始。降圧不十分であれば 1 日 20mg まで増量可能。
- **適応**：高血圧症。
- **副作用**：重篤な副作用は肝機能障害、黄疸、血小板減少など。

投与管理のポイント

- 降圧時の作用の発現が緩徐であり、長時間安定した降圧効果が得られる。
- 降圧時に交感神経の興奮によって生じるノルアドレナリン放出を抑制するため、心拍数の上昇やストレス性の昇圧を抑制する。
- L 型、N 型の両方のカルシウム（Ca）チャネルをブロックするため腎保護作用を有する。
- 降圧効果は緩徐であるが、副作用の発現には十分留意する必要がある。

くすこれ ③ ポイント!

① 1日1回投与で24時間持続した効果の得られる長時間持続性Ca拮抗薬で腎保護作用も有する。

② 精神ストレス(白衣高血圧)や寒冷ストレスなどのストレス性の昇圧に効果がある。

③ 過剰な降圧には注意が必要であり、ふらつきや失神などの症状を確認し、出現時は中止や薬剤変更を検討する。

(吉田英司、石木良治)

40. 一般名 ジルチアゼム塩酸塩

商品名：ヘルベッサー®錠、ヘルベッサー®R カプセル、
ヘルベッサー®注射用

 内服 ヘルベッサー®錠 ヘルベッサー®R カプセル 点滴 注射 ヘルベッサー® 注射用

- **薬価：**ヘルベッサー®錠 30mg　5.7 円、　ヘルベッサー®R カ
  プセル 100mg（徐放剤）　10.9 円、ヘルベッサー®注射用
  250mg アンプル（注射）　1,126 円

- **用法・用量：**錠剤：本態性高血圧症：1 日 30〜60mg を 1 日
  3 回経口投与。狭心症・異型狭心症：1 日 30mg を 1 日 3 回
  経口投与。徐放カプセル：本態性高血圧：1 日 100〜200mg
  を経口投与。狭心症・異型狭心症：1 日 1 回 100mg を経口投
  与。注射：5mL 以上の生理食塩水、またはブドウ糖注射液に
  用時溶解。手術時の異常高血圧の救急処置：1 回静注 1 回
  10mg を約 1 分間で緩徐に投与。点滴静注：5〜15μg/kg/
  min を点滴静注。高血圧緊急症：5〜15μg/kg/min を点滴静
  注。不安定狭心症：1〜5μg/kg/min を点滴静注。最高用量は
  1 分間に 5μg/kg まで。頻脈性不整脈（上室性）：1 回 10mg
  を約 3 分間で緩徐に静注。

- **適応：**錠剤・徐放カプセル：本態性高血圧、狭心症、異型狭心
  症。注射：手術時の異常高血圧の緊急処置（10mg、50mg 製
  剤のみ）、高血圧緊急症、不安定狭心症、頻脈性不整脈（上室
  性。10mg、50mg 製剤のみ）。

- **副作用：**主な副作用は消化器（胃部不快感、便秘、腹痛など）、
  循環器（めまい、徐脈、顔面潮紅、房室ブロックなど）、過敏
  症および頭痛など。

投与管理のポイント

● ニフェジピンやアムロジピンベシル酸塩などのジヒドロピリジン系薬剤ほど強力な降圧効果はないが、併用によって相加作用が期待できる。降圧効果より抗狭心症効果を期待される薬剤である。

● β遮断薬との併用によって徐脈や房室ブロックの危険があり、注意が必要である。ジゴキシンとの併用により血中濃度が上昇する可能性があり、注意を要する。

● 特に注射薬では、適応外ではあるが心房細動の心拍数コントロールで使用されることが多い。急な徐脈や、徐脈頻脈症候群などでの使用には十分注意する必要がある。

くすこれ3ポイント!

❶ L型カルシウム（Ca）チャネルに作用するCa拮抗薬で重症の冠攣縮性狭心症に期待できる。

❷ ニフェジピンやアムロジピンベシル酸塩と異なり刺激伝導系にも作用し陰性変時作用を有する。β遮断薬との併用で徐脈を誘発することがあり、注意が必要である。

❸ 陰性変力作用も有するため、特に注射製剤を用いた脈拍コントロールの際には血圧低下に十分留意し、継続したモニタリングを必要とする。

（吉田英司、石木良治）

41. 一般名 ベラパミル塩酸塩

商品名：ワソラン®錠、ワソラン®静注

内服 ワソラン®錠　　注射 ワソラン®静注

- **薬価：**ワソラン®錠 40mg 6.4 円、ワソラン®静注 0.25% 2mL アンプル 168 円
- **用法・用量：**内服：1 回成人 40〜80mg を 1 日 3 回、小児 3 〜6mg/kg（1 日 240mg まで）を 1 日 3 回経口投与。注射：成人 1 回 5mg を生理食塩水またはブドウ糖注射液で希釈し 5 分以上かけて緩徐に静注。小児 1 回 0.1〜0.2mg/kg（1 回 5mg を超えない）を生理食塩水またはブドウ糖注射液で希釈し 5 分以上かけて緩徐に静注。
- **適応：**頻脈性不整脈（心房細動・粗動、発作性上室性頻拍）、狭心症、心筋梗塞（急性期には使用しない）、そのほか虚血性心疾患。
- **副作用：**重大な副作用は循環器障害として心不全、洞停止、房室ブロック、徐脈、意識消失など。皮膚障害として皮膚粘膜眼症候群（スティーブンス・ジョンソン症候群）、多形滲出性紅斑、乾癬型皮疹など。

投与管理のポイント

- 刺激伝導系、特に房室結節に作用して房室伝導系の有効不応期、機能的不応期を延長させる。
- 血行動態の安定した発作性上室性不整脈に対し非常によい適応である。
- 本薬剤の使用によってショックや心不全の悪化により重篤な状態に陥る場合があり、低心機能の患者さんへの使用の際は慎重を要する。悪化した場合は投与をただちに中止し、昇圧薬や強心薬、補助循環の使用を検討する。

くすこれ ③ ポイント!

❶ 不整脈の治療薬として内服、注射ともに使用されており、降圧目的ではあまり使用されない。

❷ 発作性上室性不整脈の停止や脈拍のコントロールに優れた有効性が示されている。陰性変力作用も有するため、低心機能の患者さんに対し使用する場合は十分に注意し、継続したモニタリングが必要である。

❸ 徐脈の患者さんに使用することでさらに高度な徐脈を引き起こすことがあり、ふらつきや失神の症状の有無は確認する必要がある。

Topics ウォルフ・パーキンソン・ホワイト（WPW）症候群や Lown-Ganong-Levine（LGL）症候群といった副伝導路を有する患者さんに使用する場合は、本剤の使用に伴う房室伝導の抑制によって心房興奮が副伝導路に伝わりやすくなるため、心室細動に至る危険性がある。使用前の心電図に十分注意して使用する必要があり、可能であれば正常時の心電図も参考にする。

（吉田英司、石木良治）

第4章 Ca拮抗薬

42. 一般名 エナラプリルマレイン酸塩

商品名：レニベース®錠

内服　レニベース®錠

- **薬価：** レニベース®錠 2.5mg 22.8 円、5mg 27.6 円、10mg 40.5 円
- **用法・用量：** ①高血圧症：成人に対して 5〜10mg を 1 日 1 回経口投与。ただし腎性・腎血管性高血圧症または悪性高血圧では 2.5mg から開始。年齢、症状により適時増減する。②慢性心不全（軽症〜中等症）：5〜10mg を 1 日 1 回経口投与。ただし腎障害を伴う患者さんまたは利尿薬投与中の患者さんでは 2.5mg（初回量）から投与開始する。ジギタリス製剤、利尿薬と併用。
- **効果発現までの時間・作用時間：** 最高血中濃度到達時間（活性代謝物）：4 時間。半減期（活性代謝物）：14 時間。
- **適応：** ①本態性高血圧、腎性高血圧症、腎血管性高血圧症、悪性高血圧、②慢性心不全（軽症〜中等症）。
- **禁忌：** 血管浮腫の既往歴がある患者さん、妊婦または妊娠している可能性のある女性、アリスキレンフマル酸塩投与中の糖尿病の患者さん、特定の吸着器でアフェレーシスの施行中の患者さん、AN69 膜を用いた血液透析施行中の患者さん。
- **慎重投与：** 高カリウム（K）血症、両側性腎動脈狭窄または片腎で腎動脈狭窄、腎機能障害、脳血管障害のある患者さん、高齢者。
- **併用注意：** K 保持性利尿薬、K 補給剤、リチウム、利尿降圧薬、利尿薬、アリスキレンフマル酸塩、アンジオテンシンⅡ受容体拮抗薬（ARB）、非ステロイド性炎症鎮痛薬など。
- **作用：** ①高血圧に対する作用：アンジオテンシン変換酵素（ACE）を阻害し、アンジオテンシンⅡの生成を抑制すること

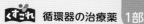

によって降圧効果を発揮する。②慢性心不全に対する作用：亢進したレニン・アンジオテンシン・アルドステロン系を抑制することによって、末梢血管抵抗を減少させ、前負荷および後負荷を軽減する。

● **副作用：**ショック、血管浮腫、急性腎障害、高Ｋ血症、咳嗽など。

投与管理のポイント

● **管理のポイント：**血液透析中、利尿降圧薬投与中、厳重な減塩療法中の患者さんでは本剤の投与により急激な血圧低下をきたす恐れがある。腎機能障害のある患者さんに使用する際には、腎機能の悪化、血中Ｋ値の上昇、それに伴う徐脈をきたす恐れがあるため、採血にて腎機能、Ｋ値をチェックする。

● **観察ポイント：**副作用に血管性浮腫が報告されており、顔面・舌・喉頭の腫脹、場合により呼吸困難症状を認める。また腸管の血管浮腫により腹痛、嘔吐、下痢などの消化器症状を伴うこともあり症状の有無を確認する。咳嗽、血管浮腫の副作用を認めた場合はARBへの変更を検討する。

● **患者さんへの説明のポイント：**降圧作用によるめまい、ふらつきが現れることがあるので高所作業、自動車の運転など危険を伴う機械を操作する際には注意が必要。

第5章 ACE阻害薬・ARB

くすこれ ③ ポイント！

❶ 管理のポイント：バイタル、尿量の変動に注意。腎機能、血中Ｋ値の変動に注意する。

❷ 観察のポイント：血管浮腫、アナフィラキシー、腸管の血管浮腫、咳嗽などの症状がないか確認する。

❸ 患者さんへの説明のポイント：高所作業、自動車の運転など危険を伴う機械を操作する際には注意をさせる。咳嗽、血管浮腫の副作用があることを説明。

Topics　無症候の左室機能不全患者さんにおける心不全発生の予防効果を検討した SOLVD 試験では、エナラプリルマレイン酸塩群はプラセボ群に対して全死亡、心血管死亡、心不全による入院のリスク低下を認めた。無症候の患者を含む心機能低下を伴う心不全において ACE 阻害薬の内服が推奨されており、エナラプリルマレイン酸塩も慢性心不全（軽症〜中等症）に対して適応がある。リファンピシンとの併用で降圧作用が減弱することがある。トリメトプリム含有剤との併用で血清 K 値が上昇することがある。

（杉浦由規）

43. 一般名 イミダプリル塩酸塩

商品名：**タナトリル®錠**

内服 タナトリル®錠

- **薬価：** タナトリル®錠 2.5mg 29 円、5mg 47.6 円、10mg 96.5 円
- **用法・用量：** ①高血圧症、腎実質性高血圧症：成人には 5〜10mg を 1 日 1 回投与する。なお、年齢、症状により適時増減する。重症高血圧症、腎障害を伴う高血圧症または腎実質性高血圧症の患者さんでは 2.5mg から投与を開始。② 1 型糖尿病に伴う糖尿病性腎症：成人には 5mg を 1 日 1 回経口投与。重篤な腎障害を伴う患者さんでは 2.5mg から投与を開始。クレアチニンクリアランスが 30mL/ 分以下、または血清クレアチニンが 3mg/dL 以上の重篤な腎機能障害のある患者さんでは、投与量を半量にするか、もしくは投与間隔を延長する。
- **効果発現までの時間・作用時間：** 最高血中濃度到達時間（活性代謝物）：6〜8 時間。半減期（活性代謝物）：約 8 時間。
- **適応：** ①高血圧症、腎実質性高血圧症、② 1 型糖尿病に伴う糖尿病性腎症。
- **禁忌：** 血管浮腫の既往歴がある患者さん、妊婦または妊娠している可能性のある女性、アリスキレンフマル酸塩投与中の糖尿病の患者さん、特定の吸着器でアフェレーシスの施行中の患者さん（添付文書を確認）、AN69 膜を用いた血液透析施行中の患者さん。
- **慎重投与：** 高カリウム（K）血症、両側性腎動脈狭窄または片腎で腎動脈狭窄、腎機能障害、脳血管障害のある患者さん、高齢者。
- **併用注意：** K 保持性利尿薬、K 補給剤、アリスキレンフマル酸塩、アンジオテンシンⅡ受容体拮抗薬（ARB）、利尿降圧薬、

リチウム製剤、非ステロイド性抗炎症薬など。

- ●**作用**：アンジオテンシン変換酵素（ACE）を阻害し、アンジ
  オテンシンⅡの生成を抑制することによって降圧効果を発揮す
  る。
- ●**副作用**：血管浮腫、血小板減少、急性腎障害、高K血症、咳嗽、
  紅皮症など

投与管理のポイント

- ●管理のポイント：血液透析中、利尿降圧薬投与中、厳重
  な減塩療法中の患者さんでは本剤の投与により急激な血
  圧低下をきたす恐れがある。腎機能障害のある患者さん
  に使用する際には、腎機能の悪化、血中K値の上昇、そ
  れに伴う徐脈をきたすことがあるため、採血にて腎機能、
  K値をチェックする。
- ●観察ポイント：副作用に血管性浮腫が報告されており、
  顔面・舌・喉頭の腫脹、場合により呼吸困難症状を認め
  る。また腸管の血管浮腫により腹痛、嘔吐、下痢などの
  消化器症状を伴うこともあり症状の有無を確認する。咳
  嗽、血管浮腫の副作用を認めた場合はARBへの変更を検
  討する。
- ●患者説明のポイント：降圧作用によるめまい、ふらつき
  が現れることがあるので高所作業、自動車の運転など危
  険を伴う機械を操作する際には注意が必要。

くすこれ ③ ポイント！

1. 管理のポイント：バイタル、尿量の変動に注意。腎機
   能、血中K値の変動に注意する。
2. 観察のポイント：血管浮腫、アナフィラキシー、腸
   管の血管浮腫、咳嗽などの症状がないか確認する。
3. 患者さんへの説明のポイント：高所作業、自動車の
   運転など危険を伴う機械を操作する際には注意をさ
   せる。咳嗽、血管浮腫の副作用があることを説明。

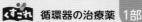

Topics 1型糖尿病に伴う糖尿病性腎症の適応がある。1型糖尿病患者における尿中アルブミン排泄量を比較した試験では、プラセボ群では57%増加したがイミダプリル塩酸塩群では27%減少した。咳嗽の副作用報告がほかのACE阻害薬より少ない。

(杉浦由規)

第5章

ACE阻害薬・ARB

44. 一般名 ペリンドプリルエルブミン

商品名：**コバシル®錠**

内服 コバシル®錠

- **薬価：**コバシル®錠 2mg 53.8 円、4mg 94.7 円
- **用法・用量：**成人にはペリンドプリルエルブミンとして 2〜4mg を 1 日 1 回経口投与する。年齢、症状により適時増減するが、1 日最大量は 8mg までとする。重篤な腎機能障害（クレアチニンクリアランスが 30mL/ 分以下または血清クレアチニンが 3mg/dL 以上）のある患者さんでは、本剤の活性代謝物の血中濃度が上昇し、過度の血圧低下、腎機能の悪化が起こる可能性があるので、投与量の減量または投与間隔の延長など慎重に投与する。
- **効果発現までの時間・作用時間：**最高血中濃度到達時間（活性代謝物）：5.0〜10.7 時間。半減期 β（活性代謝物）：57.3〜105.4 時間。
- **適応：**高血圧症。
- **禁忌：**血管浮腫の既往歴がある患者さん、妊婦または妊娠している可能性のある女性、アリスキレンフマル酸塩投与中の糖尿病の患者さん、特定の吸着器でアフェレーシスの施行中の患者さん（添付文書を確認）、AN69 膜を用いた血液透析施行中の患者さん。
- **慎重投与：**高カリウム（K）血症、両側性腎動脈狭窄または片腎で腎動脈狭窄、腎機能障害、脳血管障害のある患者さん、高齢者。
- **併用注意：**K 保持性利尿薬、K 補給剤、リチウム、利尿降圧薬、アリスキレンフマル酸塩、アンジオテンシンⅡ受容体拮抗薬（ARB）、非ステロイド性炎症鎮痛薬など。
- **作用：**アンジオテンシン変換酵素（ACE）を阻害し、アンジ

オテンシンⅡの生成を抑制することによって降圧効果を発揮する。

● **副作用**：血管浮腫、急性腎障害、高K血症、血圧低下、咳嗽など。

投与管理のポイント

● **管理のポイント**：血液透析中、利尿降圧薬投与中、厳重な減塩療法中の患者さん、重症の高血圧症患者さんでは本剤の投与により急激な血圧低下をきたす恐れがある。腎機能障害のある患者さんに使用する際には、腎機能の悪化、血中K値の上昇、それに伴う徐脈をきたす恐れがあるため、採血にて腎機能、K値をチェックする。

● **観察ポイント**：副作用に血管性浮腫が報告されており、顔面・舌・喉頭の腫脹、場合により呼吸困難症状を認める。また腸管の血管浮腫により腹痛、嘔吐、下痢などの消化器症状を伴うこともあり症状の有無を確認する。咳嗽、血管浮腫の副作用を認めた場合はARBへの変更を検討する。

● **患者さんへの説明のポイント**：降圧作用によるめまい、ふらつきが現れることがあるので高所作業、自動車の運転など危険を伴う機械を操作する際には注意が必要。

くすこれ3ポイント！

① 管理のポイント：血圧、脈拍数、尿量の変動に注意。腎機能、血中K値の変動に注意する。
② 観察のポイント：血管浮腫、アナフィラキシー、腸管の血管浮腫、咳嗽などの症状がないか確認する。
③ 患者さんへの説明のポイント：高所作業、自動車の運転など危険を伴う機械を操作する際には注意をさせる。咳嗽、血管浮腫の副作用があることを説明。

半減期が長く、降圧作用は 24 時間持続する。ほかの ACE 阻害薬と比較し皮疹、味覚異常、無顆粒球症などの合併症が少ない。EUROPA 試験では冠動脈疾患患者さんを対象に、ペリンドプリルエルブミンの心イベントの二次予防効果が検討され、心血管死、心筋梗塞、心停止の発生率がプラセボ群と比較しペリンドプリルエルブミン群で有意に低いことが示されている。

（杉浦由規）

45. 一般名 ロサルタンカリウム

商品名：ニューロタン®錠

内服 ニューロタン®錠

- **薬価**：ニューロタン®錠 25mg 53.9円、50mg 102.3円、100mg 151.3円
- **用法・用量**：①高血圧症：ロサルタンカリウムとして25〜50mgを1日1回経口投与。年齢、症状により適宜増減。100mgまで増量可能。②高血圧およびタンパク尿を伴う2型糖尿病における糖尿病性腎症：ロサルタンカリウムとして50mgを1日1回経口投与する。100mgまで増量できる。ただし、過度の血圧低下を起こす恐れのある患者さんなどでは25mgから投与を開始する。
- **効果発現までの時間・作用時間**：最高血中濃度到達時間（活性代謝物）：ロサルタンカリウム1時間、カルボン酸体3時間。
- **半減期（活性代謝物）**：ロサルタンカリウム2時間、カルボン酸体4時間。
- **適応**：①高血圧、②高血圧およびタンパク尿を伴う2型糖尿病における糖尿病性腎症。
- **禁忌**：本剤に対して過敏症の既往歴のある患者さん、妊婦または妊娠している可能性のある女性、重篤な肝障害のある患者さん、アリスキレンフマル酸塩を投与中の糖尿病の患者さん。
- **慎重投与**：両側性腎動脈狭窄または片腎で腎動脈狭窄、高カリウム（K）血症、重篤な腎機能障害、肝機能障害またはその既往、脳血管障害のある患者さん、体液量が減少している患者さん、高齢者。
- **併用注意**：K保持性利尿薬、K補給剤、スルファメトキサゾール・トリメトプリム含有製剤、アンジオテンシン変換酵素（ACE）阻害薬、アリスキレンフマル酸塩、リチウム、非ステ

ロイド性炎症鎮痛薬。
- **作用**：アンジオテンシンⅡタイプ1（AT1）受容体に結合してアンジオテンシンⅡと拮抗し降圧作用を示す。
- **副作用**：アナフィラキシー、血管浮腫、腎不全、高K血症、不整脈、血圧低下、意識消失、急性肝炎、汎血球減少、低血糖、横紋筋融解症、低ナトリウム（Na）血症。

投与管理のポイント

- **管理のポイント**：高齢者、ほかの降圧薬や利尿薬を内服中の患者さんは過度な降圧作用を認めることがあり、特に内服開始直後はバイタルの変化に注意をする。腎機能障害のある患者さんに使用する際には、腎機能の悪化、血中K値の上昇、それに伴う徐脈をきたすことがあるため、採血にて腎機能、K値をチェックする。
- **観察ポイント**：副作用に血管浮腫が報告されており、顔面・舌・喉頭の腫脹、場合により呼吸困難症状を認める。また腸管の血管浮腫により腹痛、嘔吐、下痢などの消化器症状を伴うこともあり症状の有無を確認する。
- **患者さんへの説明のポイント**：内服による血圧低下によりめまい、ふらつきが現れることがあるので高所作業、自動車の運転など危険を伴う機械を操作する際には注意が必要。

くすこれ ３ ポイント!

1. 管理のポイント：バイタル、尿量、体重の変動に注意。腎機能、血清K値の変化に注意をする。
2. 観察・アセスメントのポイント：呼吸困難、顔面、喉頭などの腫脹や悪心・嘔吐、下痢などの消化器症状の有無を確認する。
3. 患者さんへの説明のポイント：高所作業、自動車の運転など危険を伴う機械を操作する際には注意をさせる。

Topics 　降圧効果はほかのアンジオテンシンⅡ受容体拮抗薬（ARB）より弱く、血中半減期が短い。肝代謝のため腎不全の患者さんでも減量の必要性がない。高血圧以外にも2型糖尿病における糖尿病性腎症の適応があり、ロサルタンカリウム投与による腎症進展の遅延、末期腎不全または死亡イベントの発生率の低下が報告されている。

（杉浦由規）

第5章

ACE阻害薬・ARB

46. 一般名 アジルサルタン

商品名：**アジルバ®錠**

内服 アジルバ®錠

- **薬価：**アジルバ®錠 20mg　140.2 円、　40mg　210.2 円
- **用法・用量：**成人にはアジルサルタンとして 20mg を 1 日 1 回経口投与する。年齢、症状により適時増減するが、1 日最大投与量を 40mg とする。
- **効果発現までの時間・作用時間：**最高血中濃度到達時間：1.8 〜2.4 時間。半減期：12.8〜13.2 時間。
- **適応：**高血圧症。
- **禁忌：**本剤に対して過敏症の既往歴のある患者さん、妊婦または妊娠している可能性のある女性、アリスキレンフマル酸塩を投与中の糖尿病の患者さん。
- **慎重投与：**両側性腎動脈狭窄または片腎で腎動脈狭窄、高カリウム（K）血症、重篤な腎機能障害、肝機能障害、脳血管障害、薬剤過敏症のある患者さん、高齢者。
- **併用注意：**アルドステロン拮抗薬・K 保持性利尿薬、K 補給剤、利尿降圧薬、アリスキレンフマル酸塩、アンジオテンシン変換酵素（ACE）阻害薬、リチウム、非ステロイド性炎症鎮痛薬。
- **作用：**アンジオテンシン II タイプ 1（AT1）受容体に結合してアンジオテンシン II と拮抗し降圧作用を示す。
- **副作用：**血管浮腫、血圧低下、意識消失、高 K 血症、急性腎不全、肝機能障害、横紋筋融解症。

投与管理のポイント

- **管理のポイント：**血液透析中、利尿降圧薬投与中、厳重な減塩療法中の患者さんでは本剤の投与により急激な血圧低下をきたす恐れがある。
- 高齢者、ほかの降圧薬や利尿薬を内服中の患者さんは過度な降圧作用を認めることがあり、特に内服開始直後はバイタルの変化に注意をする。腎機能障害のある患者さ

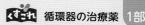

んに使用する際には、腎機能の悪化、血中Ｋ値の上昇、それに伴う徐脈をきたすことがあるため、採血にて腎機能、Ｋ値をチェックする。

- 観察のポイント：副作用に血管浮腫が報告されており、顔面・舌・喉頭の腫脹、場合により呼吸困難症状を認める。また腸管の血管浮腫により腹痛、嘔吐、下痢などの消化器症状を伴うこともあり症状の有無を確認する。

- 患者さんへの説明のポイント：降圧作用によるめまい、ふらつきが現れることがあるので高所作業、自動車の運転など危険を伴う機械を操作する際には注意が必要。

- 筋肉痛、脱力感が出現した場合は横紋筋融解症の可能性がある。

- 糖尿病治療中の患者さんでは低血糖になりやすいため、冷汗、脱力感、手の震え、意識障害などの低血糖症状を認めた場合は医師に相談をする。

くすこれ３ポイント！

1. 管理のポイント：血圧、心拍数、尿量、体重の変動に注意。採血にて腎機能、血中Ｋ値の変化に注意する。
2. 観察のポイント：呼吸困難、顔面、喉頭などの腫脹や悪心・嘔吐、下痢などの消化器症状の有無を確認する。
3. 患者さんへの説明のポイント：高所作業、自動車の運転など危険を伴う機械を操作する際には注意をさせる。

Topics

臨床成績にてカンデサルタン シレキセチルと比較し降圧作用において優越性が示され、特に降圧効果が強いアンジオテンシンⅡ受容体拮抗薬（ARB）の１つである。血中半減期は 12.8〜13.2 時間だが組織での半減期は長く、１日１回の内服でも効果は持続し夜間〜早朝高血圧を改善する。

（杉浦由規）

第５章

ACE 阻害薬・ARB

47. 一般名 イルベサルタン

商品名：アバプロ®錠

内服　アバプロ®錠

- **薬価**：アバプロ®錠 50mg 49.1 円、100mg 93.6 円、200mg 143.4 円
- **用法・用量**：通常、成人にはイルベサルタンとして 50～100mg を 1 日 1 回経口投与する。なお、年齢、症状により適宜増減するが、1 日最大投与量は 200mg までとする。
- **効果発現までの時間・作用時間**：最高血中濃度到達時間：1.4～2.0 時間。半減期：10.1～15.2 時間。
- **適応**：高血圧症。
- **禁忌**：本剤に対して過敏症の既往歴のある患者さん、妊婦または妊娠している可能性のある女性、アリスキレンフマル酸塩を投与中の糖尿病の患者さん。
- **慎重投与**：両側性腎動脈狭窄または片腎で腎動脈狭窄、高カリウム（K）血症、腎機能障害、肝機能障害、脳血管障害のある患者さん、高齢者。
- **併用禁忌**：アリスキレンフマル酸塩（糖尿病患者に使用する場合）。
- **併用注意**：K 保持性利尿薬、K 補給剤、利尿降圧薬、アンジオテンシン変換酵素（ACE）阻害薬、アリスキレンフマル酸塩、リチウム、非ステロイド性炎症鎮痛薬。
- **作用**：アンジオテンシンⅡタイプ 1（AT1）受容体に結合してアンジオテンシンⅡと拮抗し降圧作用を示す。
- **副作用**：血管浮腫、腎不全、高 K 血症、血圧低下、意識消失、腎不全、肝機能障害、黄疸、低血糖、横紋筋融解症。

投与管理のポイント

- 管理のポイント：高齢者、ほかの降圧薬や利尿薬を内服

中の患者さんは過度な降圧作用を認めることがあり、特に内服開始直後はバイタルの変化に注意をする。腎機能障害のある患者さんに使用する際には、腎機能の悪化、血中K値の上昇、それに伴う徐脈をきたすことがあるため、採血にて腎機能、K値をチェックする。

● 観察のポイント：副作用に血管性浮腫が報告されており、顔面・舌・喉頭の腫脹、場合により呼吸困難症状を認める。また腸管の血管浮腫により腹痛、嘔吐、下痢などの消化器症状を伴うこともあり症状の有無を確認する。

● 患者さんへの説明のポイント：過度な降圧作用によるめまい、ふらつきが現れることがあるので高所作業、自動車の運転など危険を伴う機械を操作する際には注意が必要。

● 筋肉痛、脱力感が出現した場合は横紋筋融解症の可能性がある。

● 糖尿病治療中の患者さんでは低血糖になりやすいため、冷汗、脱力感、手の震え、意識障害などの低血糖症状を認めた場合は医師に相談をする。

くすこれ ③ ポイント!

❶ 管理のポイント：血圧、心拍数、尿量、体重の変動に注意。採血においても腎機能、血清K値の変化に注意をする。

❷ 観察・アセスメントのポイント：呼吸困難、顔面、喉頭などの腫脹や悪心・嘔吐、下痢などの消化器症状の有無を確認する。

❸ 患者さんへの説明のポイント：高所作業、自動車の運転など危険を伴う機械を操作する際には注意をさせる。筋肉痛、脱力感が出現した場合は医師に相談する。糖尿病の患者さんの場合は低血糖に注意をする。

Topics 血中半減期が長いため降圧効果の持続時間が長い。降圧効果はロサルタンカリウムより強く、テルミサルタン、カンデサルタン シレキセチルと同様。肝代謝のため腎不全の患者さんでも減量の必要性がない。高血圧症を合併した糖尿病性腎症を有する患者さんにおいてイルベサルタンは腎機能低下を遅らせ、腎保護効果を有することが報告されている。

（杉浦由規）

48. 一般名 オルメサルタン メドキソミル

商品名：**オルメテック®OD 錠**

内服　オルメテック®OD 錠

- **薬価：**オルメテック®OD 錠 10mg 59.2 円、20mg 112.8 円、40mg 171.5 円
- **用法・用量：**成人にはオルメサルタン メドキソミルとして 10 〜20mg を 1 日 1 回経口投与する。1 日 5〜10mg から投与を開始し、年齢、症状により適時増減するが、1 日最大投与量は 40mg までとする。
- **効果発現までの時間・作用時間：**最高血中濃度到達時間（活性代謝物）：1.7〜2.2 時間。半減期（活性代謝物）：8.7〜11 時間。
- **適応：**高血圧症。
- **禁忌：**本剤に対して過敏症の既往歴のある患者さん、妊婦または妊娠している可能性のある女性、アリスキレンフマル酸塩を投与中の糖尿病の患者さん。
- **慎重投与：**両側性腎動脈狭窄または片腎で腎動脈狭窄、高カリウム（K）血症、腎機能障害、肝機能障害、脳血管障害、薬剤過敏症のある患者さん、高齢者。
- **併用注意：**アルドステロン拮抗薬・K 保持性利尿薬、K 補給剤、利尿降圧薬、アリスキレンフマル酸塩、アンジオテンシン変換酵素（ACE）阻害薬、リチウム、非ステロイド性炎症鎮痛薬。
- **作用：**アンジオテンシンⅡタイプ 1（AT1）受容体に結合してアンジオテンシンⅡと拮抗し、血管収縮作用を抑制することによって生じる末梢血管抵抗の低下により降圧作用を示す。
- **副作用：**血管浮腫、腎不全、高 K 血症、血圧低下、意識消失、肝機能障害、黄疸、血小板減少、低血糖、横紋筋融解症。

投与管理のポイント

- 管理のポイント：高齢者、ほかの降圧薬や利尿薬を内服中の患者さんは過度な降圧作用を認めることがあり、特に内服開始直後はバイタルの変化に注意をする。腎機能障害のある患者さんに使用する際には、腎機能の悪化、血中K値の上昇、それに伴う徐脈をきたすことがあるため、採血にて腎機能、K値をチェックする。

- 観察のポイント：副作用に血管浮腫が報告されており、顔面・舌・喉頭の腫脹、場合により呼吸困難症状を認める。また腸管の血管浮腫により腹痛、嘔吐、下痢などの消化器症状を伴うこともあり症状の有無を確認する。

- 患者さんへの説明のポイント：過度な降圧作用によるめまい、ふらつきが現れることがあるので高所作業、自動車の運転など危険を伴う機械を操作する際には注意が必要。

- 筋肉痛、脱力感が出現した場合は横紋筋融解症の可能性がある。

- 糖尿病治療中の患者さんでは低血糖になりやすいため、冷汗、脱力感、手の震え、意識障害などの低血糖症状を認めた場合は医師に相談をする。

くすこれ 3 ポイント!

❶ **管理のポイント**：血圧、心拍数、尿量、体重の変動に注意。採血においても腎機能、血中 K 値の変化に注意をする。

❷ **観察のポイント**：呼吸困難を伴う顔面、喉頭などの腫脹や悪心・嘔吐、下痢などの消化器症状の有無を確認する。

❸ **患者さんへの説明のポイント**：高所作業、自動車の運転など危険を伴う機械を操作する際には注意をさせる。筋肉痛、脱力感が出現した場合は医師に相談させる。糖尿病の患者さんの場合は低血糖に注意をする。

Topics

降圧効果はカンデサルタン シレキセチル、ロサルタンカリウム、テルミサルタンより強い。半減期が長いため降圧効果の持続時間が長い。心機能が低下した心不全患者さんの予後改善のために、ACE 阻害薬に忍容性のない患者さんにおいてアンジオテンシン Ⅱ 受容体拮抗薬（ARB）の投与が推奨されている。排泄は 70% 以上が糞中にされるため、腎不全の患者さんに使用する場合にも減量の必要性がない。本剤により 2 型糖尿病の患者さんにおける微量アルブミン尿の発症抑制効果があることが報告されている。

(杉浦由規)

第5章 ACE 阻害薬・ARB

49. 一般名 カンデサルタン シレキセチル

商品名：ブロプレス®錠

内服　ブロプレス®錠

- **薬価**：ブロプレス®錠 2mg 29.9 円、4mg 56 円、8mg 108.4 円、12mg 163.9 円
- **用法・用量**：①高血圧症（ブロプレス®錠 2・4・8・12 の場合）：成人にはカンデサルタン シレキセチルとして 4〜8mg を経口投与し、必要に応じ 12mg まで増量する。腎障害を伴う場合には、1 日 1 回 2mg から開始し、必要に応じ 8mg まで増量する。②腎実質性高血圧症（ブロプレス®錠 2・4・8・12 の場合）：成人には 1 日 1 回カンデサルタン シレキセチルとして 2mg から経口投与し、必要に応じ 8mg まで増量する。③アンジオテンシン変換酵素（ACE）阻害薬の投与が適切でない軽症〜中等症の慢性心不全（ブロプレス®錠 2・4・8 の場合）：成人には 1 日 1 回カンデサルタン シレキセチルとして 4mg から経口投与を開始し、必要に応じて 8mg まで増量可能。原則として ACE 阻害薬以外による基礎治療は継続すること。
- **効果発現までの時間・作用時間**：最高血中濃度到達時間（活性代謝物）：4.5〜5 時間。半減期（活性代謝物）：2.0〜2.2 時間。
- **適応**：①高血圧症、②腎実質性高血圧症、③ ACE 阻害薬の投与が適切でない軽症〜中等症の慢性心不全（ブロプレス®錠 12 は適応なし）。
- **禁忌**：本剤に対して過敏症の既往歴のある患者さん、妊婦または妊娠している可能性のある女性、アリスキレンフマル酸塩を投与中の糖尿病の患者。
- **慎重投与**：両側性腎動脈狭窄または片腎で腎動脈狭窄、高カリウム（K）血症、腎機能障害、肝機能障害、脳血管障害のある

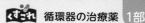

患者さん、高齢者。

- **併用禁忌：**アリスキレンフマル酸塩（糖尿病の患者さんに使用する場合）。
- **併用注意：**K保持性利尿薬、K補給剤、利尿薬、ACE阻害薬、アリスキレンフマル酸塩、リチウム、非ステロイド性炎症鎮痛薬・COX2選択的阻害薬。
- **作用：**アンジオテンシンⅡタイプ1（AT1）受容体に結合してアンジオテンシンⅡと拮抗し降圧作用を示す。
- **副作用：**血管浮腫、血圧低下、意識消失、急性腎障害、高K血症、肝機能障害、黄疸、無顆粒球症、横紋筋融解症、間質性肺炎、低血糖。

投与管理のポイント

- 管理のポイント：血液透析中、利尿薬投与中、腎障害、心不全、低ナトリウム（Na）血症、厳重な減塩療法中の患者さんでは本剤の投与により急激な血圧低下をきたす恐れがある。高齢者、ほかの降圧薬や利尿薬を内服中の患者さんは過度な降圧作用を認めることがあり、特に内服開始直後はバイタルの変化に注意をする。腎機能障害のある患者さんに使用する際には、腎機能の悪化、血中K値の上昇、それに伴う徐脈をきたすことがあるため、採血にて腎機能、K値をチェックする。
- 観察のポイント：副作用に血管性浮腫が報告されており、顔面・舌・喉頭の腫脹、場合により呼吸困難症状を認める。また腸管の血管浮腫により腹痛、嘔吐、下痢などの消化器症状を伴うこともあり症状の有無を確認する。
- 患者さんへの説明のポイント：降圧作用によるめまい、ふらつきが現れることがあるので高所作業、自動車の運転など危険を伴う機械を操作する際には注意が必要。

第5章 ACE阻害薬・ARB

くすこれ ③ ポイント!

❶ 管理のポイント：血圧、心拍数、尿量、体重の変動に
注意。採血においても腎機能、血清 K 値の変化に注
意をする。

❷ 観察・アセスメントのポイント：呼吸困難、顔面、
喉頭などの腫脹や悪心・嘔吐、下痢などの消化器症
状の有無を確認する。

❸ 患者さんへの説明のポイント：高所作業、自動車の
運転など危険を伴う機械を操作する際には注意をさ
せる。

Topics 降圧効果はテルミサルタンと同程度でロサルタ
ンカリウムより強い。心機能が低下した心不全の患者さんの
予後改善のために、ACE 阻害薬の投与が適切でない軽症〜中
等症の慢性心不全に適応がある。アンジオテンシンⅡ受容体
拮抗薬（ARB）の慢性心不全に対する有用性を検討した
CHARM 試験では、カンデサルタン シレキセチルは心血管死、
心不全による入院を有意に抑制し、忍容性も良好であった。

(杉浦由規)

50. 一般名 テルミサルタン

商品名：ミカルディス®錠

内服　ミカルディス®錠

- **薬価**：ミカルディス®錠 20mg 51.4 円、40mg 97 円、80mg 145.7 円
- **用法・用量**：成人にはテルミサルタンとして 40mg を 1 日 1 回経口投与する。ただし、1 日 20mg から投与を開始し漸次増量する。なお年齢・症状による適時増減をするが、1 日最大投与量は 80mg まで。肝障害のある患者さんに投与する場合の最大投与量は 1 日 1 回 40mg とする。
- **効果発現までの時間・作用時間**：最高血中濃度到達時間：3.6〜6.9 時間。半減期：20.3〜24 時間。
- **適応**：高血圧症。
- **禁忌**：本剤に対して過敏症の既往歴のある患者さん、妊婦または妊娠している可能性のある女性、胆汁分泌が極めて悪い患者さんまたは重篤な肝障害のある患者さん、アリスキレンフマル酸塩を投与中の糖尿病の患者さん。
- **慎重投与**：両側性腎動脈狭窄または片腎で腎動脈狭窄、高カリウム（K）血症、肝障害、重篤な腎障害、脳血管障害のある患者さん、高齢者。
- **併用禁忌**：アリスキレンフマル酸塩（糖尿病の患者さんに使用する場合）。
- **併用注意**：ジゴキシン、K 保持性利尿薬、K 補給剤、リチウム製剤、非ステロイド性炎症鎮痛薬・COX2 選択的阻害薬、アンジオテンシン変換酵素（ACE）阻害薬、アリスキレンフマル酸塩。
- **作用**：アンジオテンシンⅡタイプ 1（AT1）受容体に結合してアンジオテンシンⅡと拮抗し降圧作用を示す。

第5章 ACE 阻害薬・ARB

- **副作用**：血管浮腫、高Ｋ血症、腎機能障害、血圧低下、意識消失、肝機能障害、黄疸、低血糖、アナフィラキシー、間質性肺炎、横紋筋融解症。

投与管理のポイント

- **管理のポイント**：血液透析中、利尿降圧薬投与中、厳重な減塩療法中の患者さんでは本剤の投与により急激な血圧低下をきたす恐れがある。高齢者、ほかの降圧薬や利尿薬を内服中の患者さんは過度な降圧作用を認めることがあり、特に内服開始直後はバイタルの変化に注意をする。腎機能障害のある患者さんに使用する際には、腎機能の悪化、血中Ｋ値の上昇、それに伴う徐脈をきたすことがあるため、採血にて腎機能、Ｋ値をチェックする。

- **観察のポイント**：副作用に血管性浮腫が報告されており、顔面・舌・喉頭の腫脹、場合により呼吸困難症状を認める。また腸管の血管浮腫により腹痛、嘔吐、下痢などの消化器症状を伴うこともあり症状の有無を確認する。

- **患者さんへの説明のポイント**：降圧作用によるめまい、ふらつきが現れることがあるので高所作業、自動車の運転など危険を伴う機械を操作する際には注意が必要。

- 糖尿病治療中の患者さんでは低血糖になりやすくなることがあるため、冷汗、脱力感、手の震え、意識障害などの低血糖症状を認めた場合は医師に相談をする。

くすこれ ③ ポイント!

❶ 管理のポイント：血圧、心拍数、尿量、体重の変動に注意。採血においても腎機能、血清K値の変化に注意をする。

❷ 観察・アセスメントのポイント：呼吸困難、顔面、喉頭などの腫脹や悪心・嘔吐、下痢などの消化器症状の有無を確認する。

❸ 患者さんへの説明のポイント：高所作業、自動車の運転など危険を伴う機械を操作する際には注意をさせる。糖尿病治療中の方は低血糖になりやすくなることがある。

Topics

胆汁分泌が極めて悪い患者さんまたは重篤な肝障害のある患者さんには禁忌であり、使用時には肝機能に注意をする。降圧効果がロサルタンカリウムより強くカンデサルタン シレキセチルと同程度。半減期が20.3〜24時間と長いため、降圧効果が長時間持続する。ほとんどが胆汁排泄されるため腎不全の患者さんでも減量が不要。

(杉浦由規)

51. 一般名 サクビトリルバルサルタンナトリウム水和物

商品名：**エンレスト®錠**

内服　エンレスト®錠

- **薬価**：エンレスト®錠 50mg 65.7円、100mg 115.2円、200mg 201.9円
- **用法・用量**：(アンジオテンシン変換酵素〔ACE〕阻害薬またはアンジオテンシンⅡ受容体拮抗薬〔ARB〕から切り替えて投与)。成人にはサクビトリルバルサルタンナトリウム水和物として1回50mgを開始用量として1日2回経口投与。忍容性が認められる場合は、2～4週間の間隔で段階的に1回200mgまで増量する。1回投与量は50mg、100mgまたは200mgとし、いずれの投与量においても1日2回経口投与する。なお、忍容性に応じて適宜減量する。
- **効果発現までの時間・作用時間**：最高血中濃度到達時間：サクビトリル（活性代謝物）2～3時間、バルサルタン1.5～2時間。半減期：サクビトリル（活性代謝物）12.1～13.4時間、バルサルタン12.6～18.9時間。
- **適応**：慢性心不全（慢性心不全の標準的な治療を受けている患者さんに限る）。
- **禁忌**：本剤に対して過敏症の既往歴のある患者さん、ACE阻害薬を投与中の患者さん、あるいは投与中止から36時間以内の患者さん、血管浮腫の既往のある患者さん、アリスキレンフマル酸塩を投与中の糖尿病の患者さん、重度の肝障害のある患者さん、妊婦または妊娠している可能性のある女性。
- **慎重投与**：両側性腎動脈狭窄または片腎で腎動脈狭窄、高カリウム（K）血症、腎機能障害、肝機能障害のある患者さんなど。
- **併用禁忌**：禁忌参照。

- **併用注意**：ACE 阻害薬、アリスキレンフマル酸塩、K 保持性利尿薬、ホスホジエステラーゼ（PDE）-5 阻害薬など。
- **作用**：サクビトリルバルサルタンナトリウム水和物は、サクビトリルおよびバルサルタンに解離して、それぞれネプリライシン（NEP）およびアンジオテンシンⅡタイプ1（AT1）受容体を阻害する。
- **副作用**：血管浮腫、腎機能障害、低血圧、高K血症、意識消失など。

投与管理のポイント

- **管理のポイント**：症候性の血圧低下をきたすことがありバイタルの変化に注意をする。腎機能障害、高K血症、血球減少の副作用があり採血にて確認をする。
- **観察のポイント**：副作用に血管浮腫が報告されており、顔面、喉頭などの腫脹、場合により呼吸困難症状を認める。また腸管の血管浮腫により腹痛、嘔吐、下痢などの消化器症状を伴うこともあり症状の有無を確認する。
- **患者さんへの説明のポイント**：降圧作用によるめまい、ふらつきが現れることがあるので高所作業、自動車の運転など危険を伴う機械を操作する際には注意が必要。

くすこれ ③ ポイント！

1. 管理のポイント：バイタル、尿量、体重の変動に注意。採血では血球数、腎機能、血清K値の変化に注意をする。
2. 観察のポイント：血管浮腫や脱水の症状がないか確認する。
3. 患者さんへの説明のポイント：高所作業、自動車の運転など危険を伴う機械を操作する際には注意をさせる。

Topics　本剤は、サクビトリルおよびバルサルタンに解離して、それぞれネプリライシンおよび AT1 受容体を阻害するアンジオテンシン受容体ネプリライシン阻害薬（ARNI）に分類される薬剤。NEP 阻害は、ナトリウム（Na）排出作用、血管拡張効果、利尿作用、心肥大抑制作用、および抗線維化作用を有する Na 利尿ペプチドの作用亢進に寄与する。本剤は AT1 受容体拮抗作用でもレニン - アンジオテンシン - アルドステロン系（RAAS）も抑制し、心保護、心不全の再発予防に効果がある。NEP 阻害作用により内服開始後は BNP が上昇しやすい。左室駆出率が低下した心不全の患者さんを対象とした PARADIGM-HF（海外第Ⅲ相試験）においてサクビトリルバルサルタンナトリウム水和物群はエナラプリル群と比較し心血管死および心不全入院の複合エンドポイントの発現リスクが 20% 減少し、有意な差が認められた。

（杉浦由規）

くすこれ メモ

第5章
ACE 阻害薬・ARB

52. 一般名 カルベジロール

商品名：アーチスト®錠、カルベジロール錠

内服 アーチスト®錠

- **薬価：**アーチスト®錠 2.5mg 20.4 円、10mg 37.2 円、20mg 70.6 円、カルベジロール錠「サワイ」2.5mg 10.1 円、10mg 16.2 円、20mg 31.7 円

- **作用時間：**最高血中濃度 5mg 0.6 時間、10mg 0.8 時間、20mg 0.9 時間。

- **用法、用量：**①成人：1 回 10〜20mg を 1 日 1 回、年齢・症状により適宜増減をする。②成人：1 回 20mg を 1 日 1 回、年齢・症状により適宜増減をする。③成人：1 回 1.25mg を 1 日 2 回から開始。1 週間以上の間隔をあけて忍容性を見ながら増量する。用量の増減は段階的に行い、1 回投与量は 1.25mg、2.5mg、5mg または 10mg のいずれかとして、いずれの用量においても 1 日 2 回食後経口投与とする。年齢や症状により開始用量、維持量はさらに低用量としてもよい。④ 1 回 5mg を 1 日 1 回投与から開始し、効果が不十分な場合には 10mg を 1 日 1 回、20mg を 1 日 1 回へ段階的に増量する。いずれも症状や年齢により適宜増減するが、最大投与量は 20mg を 1 日 1 回投与までとする。

- **適応：**①本態性高血圧症、腎実質性高血圧症、②狭心症、③虚血性心疾患または拡張型心筋症に基づく慢性心不全、④頻脈性心房細動。

- **禁忌、慎重投与：**気管支喘息や気管支痙攣の可能性がある患者さん、糖尿病性ケトアシドーシス、代謝性アシドーシスがある方。高度の徐脈、房室ブロック、洞房ブロック、心原性ショック、強心薬または血管拡張薬を静脈投与する必要のある心不全。妊婦または妊娠している可能性のある女性。

- **併用、配合禁忌:** 血糖降下薬や降圧薬の併用に注意。
- **副作用:** 高度な徐脈、ショック、完全房室ブロック、心不全、肝機能障害、アレルギー。

投与管理のポイント

- カルベジロールは心収縮能が低下した心不全の患者さんにおいて、生命予後を改善させる効果が証明されている[1]。適切に心筋を休めることで、心機能の回復も期待できるのでしっかりと内服を続けることが大事である。

- 交感神経終末にはαとβ受容体がある。α_1受容体刺激は末梢血管を収縮させ、β_1受容体刺激は心筋の収縮力を増強し心拍数を上昇させ、β_2受容体刺激は気管支を拡張する。カルベジロールはα、βの両方の受容体の遮断により降圧効果や心保護効果を示す。心拍数や伝導能を低下させる作用もあるので、徐脈傾向の患者さんでは心拍数などに注意が必要である。徐脈とともにふらつき症状やめまいが生じることがあるので注意する[2, 3]。

- α受容体の遮断により、高齢男性に多い前立腺肥大症の症状を改善する作用もあり、泌尿器科医との連携も望まれる。

くすこれ 3 ポイント!

1. 慢性心不全治療においては必須の重要な薬である。しっかり内服を継続してもらうことが大事である。
2. 酸素化の低下や呼吸困難など心不全悪化徴候や、ふらつきや起立時の低血圧などの副作用の発現に注意する。
3. 排尿障害などの前立腺肥大症の症状緩和も期待される。狭心症状が悪化するようであれば異型狭心症の可能性があり、医師に相談が必要である。

(八重樫悠、岩瀬三紀)

53. 一般名 ビソプロロールフマル酸塩

商品名：**メインテート®錠、ビソプロロールフマル酸塩錠**

内服 メインテート®錠

- **薬価**：メインテート®錠 0.625mg 16.9 円、2.5mg 23.2 円、5mg 32.5 円、ビソプロロールフマル酸塩錠「サワイ」0.625mg 10.1 円、2.5mg 10.1 円、5mg 12.2 円
- **作用時間**：最高血中濃度 2.5mg 2.3 時間、5mg 2.6 時間。
- **用法、用量**：①成人：5mg を 1 日 1 回。②成人：1 日 1 回 0.625mg 経口投与から開始する。1 日 1 回 0.625mg の用量で 2 週間以上経口投与し、忍容性がある場合には 1 日 1 回 1.25mg に増量する。その後忍容性がある場合には、4 週間以上の間隔で忍容性を見ながら段階的に増量し、忍容性がない場合は減量する。用量の増減は 1 回投与量を 0.625、1.25、2.5、3.75 または 5mg として必ず段階的に行い、いずれの用量においても、1 日 1 回経口投与とする。通常、維持量として 1 日 1 回 1.25〜5mg を経口投与する。なお、年齢、症状により、開始用量はさらに低用量に、増量幅はさらに小さくしてもよい。また、患者さんの本剤に対する反応性により、維持量は適宜増減するが、最高投与量は 1 日 1 回 5mg を超えないこと。
- **適応**：①本態性高血圧症、狭心症、心室性期外収縮、②虚血性心疾患または拡張型心筋症に基づく慢性心不全、③頻脈性心房細動。
- **禁忌、慎重投与**：気管支喘息や気管支痙攣を起こす可能性のある患者さん。糖尿病性ケトアシドーシス、代謝性アシドーシスがある患者さん。高度の徐脈、房室ブロック、洞房ブロック、心原性ショック、強心薬または血管拡張薬を静脈投与する必要のある心不全。妊婦または妊娠している可能性のある女性。

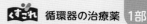
- **併用、配合禁忌**：血糖降下薬や降圧薬の併用に注意。
- **副作用**：高度な徐脈、完全房室ブロック、心不全、アレルギー。

投与管理のポイント

- ビソプロロールフマル酸塩は交感神経のなかで、主にβ受容体を遮断する。したがって、α遮断作用の効果は小さく、起立時の血圧低下などの影響が少ないといわれている。

- カルベジロールと同様に心拍数や伝導能を低下させる作用があるため、徐脈傾向の患者さんでは心拍数などに注意が必要である。β遮断作用のなかには気管支平滑筋に影響するβ2受容体が存在するが、主に心機能に直接作用するβ1受容体を選択的に遮断するため、喘息症状など呼吸器症状の悪化が少ないことが利点である。

- ビソプロロールフマル酸塩もカルベジロールと同様に心収縮能が低下した慢性心不全の患者さんにおいて、生命予後を改善させる効果が示されている。適切に心筋の酸素需要を減らすことにより、心機能の回復（リバースリモデリング）も期待できるのでしっかりと内服を続けることが大事である[1]。

くすこれ 3 ポイント!

① 酸素化の低下や呼吸困難など心不全徴候に注意する。

② β1受容体を選択的に遮断するため、ほかのβ遮断薬よりも呼吸器症状の副作用が少なく慢性閉塞性肺疾患（COPD）患者さんにも慎重に投与が可能である。また、カルベジロールには適応のない心室性期外収縮も適応疾患である。

③ カルベジロールと同様に慢性心不全の基本治療薬として内服を継続することが重要である。

（八重樫悠、岩瀬三紀）

54. 一般名 ビソプロロール

商品名：ビソノ®テープ

貼付　ビソノ®テープ

- **薬価：** ビソノ®テープ2mg 57.9 円、4mg 78.6 円、8mg 108.2 円
- **作用時間：** 4mg：10.0 時間、8mg：11.0 時間。
- **用法、用量：** ① 8mg を 1 日 1 回、胸部、上腕部または背部の いずれかに貼付、貼付後は 24 時間ごとに貼り替え。年齢・症 状により 1 日 1 回 4mg から投与開始。1 日最大用量は 8mg。 ②通常 1 日 1 回 4mg から投与開始し、効果が不十分な場合に は 8mg に増量。胸部、上腕部または背部のいずれかに貼付、 貼付後は 24 時間ごとに貼り替え。年齢・症状により適宜増減 し、1 日最大用量は 8mg。
- **適応：** ①本態性高血圧、②頻脈性心房細動。
- **併用、配合禁忌：** 気管支喘息や気管支痙攣を起こす可能性のあ る患者さん。糖尿病性ケトアシドーシス、代謝性アシドーシス がある方。高度の徐脈、房室ブロック、洞房ブロック、心原性 ショック、強心薬または血管拡張薬を静脈投与する必要のある 心不全。妊婦または妊娠している可能性のある女性。
- **副作用：** 高度な徐脈、完全房室ブロック、心不全、アレルギー。

投与管理のポイント

- ほかのβ遮断薬同様に心拍数や伝導能を低下させる作用 があるため、徐脈傾向の患者さんでは心拍数などに注意 が必要である。β遮断作用のなかには気管支平滑筋に影 響するものもあるが、心機能に直接作用するβ_1受容体を 主に遮断するため、β_2受容体遮断作用による喘息症状な ど呼吸器症状の悪化が少ないことが利点である。
- 本剤は貼付薬となるので、内服困難時などにも使用可能

である。また内服薬より効果の立ち上がりがゆっくりといわれている。

● 貼付薬であるため、患者さんごとに適切な用量に応じてテープをカットすることで用量調整が容易である。4mg製剤のテープをカットすれば2mgになる。場合によってはさらに小さくカットして使用することもできる。

くすこれ 3 ポイント!

1. ビソプロロールフマル酸塩と有効成分は同じで、β₁受容体を選択的に遮断する。心拍数を低下させる効果があるが、ほかのβ遮断薬よりも呼吸器症状が現れにくいのが特徴である。
2. β₁選択的遮断薬の貼付薬である。内服困難なときなどにも使用可能である。
3. 貼付薬なので、患者さんの病態や体重に応じてテープを分割することで用量調整が可能である。

(八重樫悠、岩瀬三紀)

55. 一般名 ドキサゾシンメシル酸塩

商品名：カルデナリン®錠、カルデナリン®OD 錠、ドキサゾシン錠

内服 カルデナリン®錠

- **薬価**：カルデナリン®錠 0.5mg 15.2 円、1mg 23.2 円、2mg 32.6 円、4mg 69.7 円、ドキサゾシン錠「サワイ」0.5mg 10.1 円、1mg 10.1 円、2mg 14.9 円、4mg 33.2 円
- **作用時間**：最高血中濃度 0.5mg・1mg・2mg：1.6〜1.7 時間、OD 錠 4mg：1.6 時間。
- **用法、用量**：成人にはドキサゾシンメシル酸塩として 1 日 1 回 0.5mg により投与を始め、効果が不十分な場合には 1〜2 週間の間隔をおいて 1〜4mg に漸増し、1 日 1 回経口投与する。ただし、褐色細胞腫による高血圧症に対しては 1 日最高投与量を 16mg までとする。
- **適応**：高血圧症、褐色細胞腫による高血圧症。
- **併用、配合禁忌**：本剤に過敏性の既往がある方。
- **副作用**：失神や意識消失、不整脈、脳血管障害、狭心症など。

投与管理のポイント

- ヒトの交感神経終末には α と β 受容体があり、α_1 受容体刺激は末梢血管を収縮させ、β 受容体刺激は心筋の収縮力や心拍数の上昇（β_1）、気管支拡張作用（β_2）がある[1,2]。ドキサゾシンメシル酸塩は主に α_1 受容体を遮断して血管収縮の抑制により降圧効果を発揮する。
- 上記の作用で降圧効果を示すため、起立性の低血圧症状やめまい症状などが強く現れることがあるので注意する。
- α_1 受容体は前立腺や尿道にも存在する。ドキサゾシンメシル酸塩により α_1 受容体を阻害すると排尿をスムーズにし、排尿障害を有する高齢男性にはその効果も期待でき

る。

くすこれ ③ ポイント!

❶ α_1 受容体を遮断することで降圧効果を発揮する。褐色細胞腫は強力な α_1 作用を有するノルアドレナリンが多量に分泌されるので、その治療に使用される。

❷ 起立性低血圧によるめまいや失神などの症状が現れることがあるので、利尿薬投与時で脱水気味のときには特に注意が必要である。高所作業や自動車運転などの職業の有無を聴取する。

❸ 前立腺肥大を有する患者さんで排尿をスムーズにする効果もあり、排尿障害にも有効である。

(八重樫悠、岩瀬三紀)

56. 一般名 プロプラノロール塩酸塩

商品名：インデラル®錠、プロプラノロール錠

内服　インデラル®錠

- ●**薬価**：インデラル®錠 10mg 12.5 円、プロプラノロール錠「トーワ」10mg 6.4 円
- ●**作用時間**：5 時間ごとに 3 回反復投与したときの最高血中濃度は 1.5 時間。
- ●**用法、用量**：① 1 日 30〜60mg より投与を開始し、効果が不十分な場合は 120mg まで漸増し、1 日 3 回で分割経口投与。②③ 1 日 30mg より投与を開始し、効果が不十分な場合は 60、90mg と漸増し、1 日 3 回で分割経口投与。
- ●**適応**：①本態性高血圧症、②狭心症、③期外収縮（上室性、心室性）、発作性頻拍の予防、頻脈性心房細動、洞頻脈など。
- ●**併用、配合禁忌**：気管支喘息や気管支痙攣を起こす可能性のある患者さん。糖尿病性ケトアシドーシス、代謝性アシドーシスを起こしている患者さん。高度の徐脈、房室ブロック、洞房ブロック、心原性ショック、強心薬または血管拡張薬を静脈投与する必要のある心不全など。
- ●**副作用**：①心血管系：うっ血性心不全、徐脈、末梢虚血（閉塞性動脈硬化症〔ASO〕の患者さんは要注意）、房室ブロック、失神を伴う起立性低血圧。②血液系：無顆粒球症、血小板減少症、紫斑病。③呼吸器系：気管支痙攣、呼吸困難、喘鳴など。

投与管理のポイント

- ●プロプラノロール塩酸塩は交感神経終末において、主にβ受容体を遮断する。β受容体刺激は心筋の収縮力や心拍数を上昇させる。β受容体の遮断により降圧や頻脈抑制の効果を発揮する。
- ●上記の作用で効果を発揮するため、内服をし始めたとき

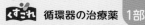

や増量した際にめまいやふらつき症状が現れることがあるため注意が必要である。

● 半減期が短く、1日3回の内服が必要になる。

くすこれ ③ ポイント!

❶ β受容体（β₁とβ₂両者ともに）を遮断することで、血圧低下や徐脈化の効果を発揮する古くからある薬である。

❷ めまいやふらつき症状が現れることがあるので投与後は症状などに注意する。

❸ 1日3回の分割投与で内服するβ遮断薬である。

Topics

アテノロール（テノーミン®）、メトプロロール酒石酸塩（セロケン®）とともに古くからあるβ遮断薬で降圧薬として臨床の現場で汎用されており、今でも不整脈治療や狭心症治療、降圧薬として使用されている。しかし、大規模臨床試験で心不全患者への投与で予後の改善効果が証明されているのは、主にビソプロロールフマル酸塩とカルベジロールであり、古典的なβ遮断薬の心不全治療において使用されることはほとんどない[1]。また一般的なβ遮断薬はβ受容体の遮断によりα受容体優位の状態になり、血管が収縮しやすくなり、異型狭心症の発症悪化の副作用があり得る。異形狭心症は日本人に多く、労作時よりも安静時、特に早朝に出現する。

（八重樫悠、岩瀬三紀）

57。一般名 メチルドパ

商品名：**アルドメット®錠**

内服　アルドメット®錠

- **薬価**：アルドメット®錠 125mg・250mg 9.8 円
- **作用時間**：最高血中濃度 500mg：2.9 時間。
- **用法、用量**：1 日 250〜750mg の経口投与から始め、適度な降圧効果が得られるまで数日以上の間隔をおいて 1 日 250mg ずつ増量する。通常維持量は 1 日 250〜2,000mg で 1〜3 回に分割して経口投与する。
- **適応**：高血圧症、悪性高血圧。
- **併用、配合禁忌**：急性肝炎、慢性肝炎・肝硬変の活動期の患者さん、非選択的モノアミン酸化酵素阻害薬を投与中の患者さん。
- **副作用**：多彩な副作用が報告されている。溶血性貧血・白血球減少、脳血管不全症状・舞踏病・アテトーゼ様不随運動・両側性ベル麻痺、狭心症発作誘発、心筋炎、全身性エリテマトーデス様症状、脈管炎、うっ血性心不全、骨髄抑制、中毒性皮膚壊死症、肝炎など。

投与管理のポイント

- ヒトの交感神経終末には α 受容体と β 受容体が存在する。α 受容体には α_1 と α_2 受容体があり α_1 受容体刺激は血管平滑筋を収縮させる作用をもち、α_2 受容体刺激は末梢血管の拡張作用がある [1, 2]。アルドメット®はそのなかでも α_2 受容体に作用することで末梢血管を拡張し、降圧効果を発揮する [3]。
- 妊娠中に発症する妊娠高血圧症の治療薬として使用される。妊婦さんに対する使用実績もあり、ラベタロール塩酸塩（α β 遮断薬）やニフェジピン、ヒドララジン塩酸塩とともに第 1 選択の 1 つである [1, 2]。

● 内服開始時には、眠気や脱力感が出現することがある。慣れてくれば症状が軽減したり消失したりすることがあるが、忍容性がないときは減量や薬剤の変更が必要である。

くすこれ ③ ポイント!

❶ 中枢の交感神経α₂受容体を刺激することで血管を拡張し、降圧効果を発揮する。

❷ 妊娠20週未満の妊娠高血圧症の患者さんには第1選択肢の1つになる。

❸ 眠気や脱力感などの症状が出ることがあるので、投与後は注意が必要である。

(八重樫悠、岩瀬三紀)

58. ―般名 ウラピジル

商品名：**エブランチル®カプセル**

内服 エブランチル®カプセル

- ●**薬価**：エブランチル®カプセル 15mg 15.9 円、30mg 29.2 円
- ●**作用時間**：最高血中濃度 15mg：4.7 時間、30mg：3.6 時間。
- ●**用法、用量**：①通常成人には、ウラピジルとして1日30mg（1回15mg1日2回）より投与を開始し、効果が不十分な場合は1～2週間の間隔をおいて1日120mgまで漸増し、1日2回に分割し朝夕食後経口投与する。なお、年齢、症状により適宜増減する。②通常成人には、ウラピジルとして1日30mg（1回15mg1日2回）より投与を開始し、効果が不十分な場合は1～2週間の間隔をおいて1日60～90mgまで漸増し、1日2回に分割し朝夕食後経口投与する。なお、症状により適宜増減するが、1日最高投与量は90mgまでとする。③通常成人には、ウラピジルとして1日30mg（1回15mg1日2回）より投与を開始し、1～2週間の間隔をおいて1日60mgに漸増し、1日2回に分割し朝夕食後経口投与する。なお、症状により適宜増減するが、1日最高投与量は90mgまでとする。
- ●**適応**：①本態性高血圧症、腎性高血圧症、褐色細胞腫による高血圧症、②前立腺肥大症に伴う排尿障害、③神経因性膀胱に伴う排尿困難。
- ●**併用、配合禁忌**：肝機能障害のある患者さんには注意が必要。ホスホジエステラーゼ5阻害作用を有する薬剤（シルデナフィルクエン酸塩、バルデナフィル塩酸塩水和物など）を服用している患者さん。
- ●**副作用**：頭痛、頭重感、立ちくらみ、めまい、嘔気・嘔吐、肝機能障害など。

投与管理のポイント

- 交感神経終末にはαとβ受容体があり、α_1受容体刺激は末梢血管を収縮させ、β_1受容体刺激による心筋の収縮力や心拍数の上昇、β_2受容体刺激による気管支拡張作用がある。エブランチル®は主にα受容体を遮断することで血管収縮を抑制し降圧効果を示す[1, 2]。

- α_1受容体は前立腺や尿道にも存在する。エブランチル®の効果であるα_1受容体の阻害により排尿がスムーズとなり、前立腺肥大による排尿障害を有する高齢男性患者さんに効果的である[1, 2]。

- 神経因性膀胱による排尿障害を有する患者さんにも有効であり、男性のみならず、女性の排尿障害にも有効である。

くすこれ ③ ポイント!

① α_1受容体遮断による血管拡張とβ遮断による心拍出量減少により降圧効果を発揮する。

② 前立腺肥大を有する高齢男性の患者さんには排尿をスムーズにする効果もあり、排尿障害に有効であり泌尿器科医がしばしば処方する。

③ 神経因性膀胱にも適応をもつ薬である。

(八重樫悠、岩瀬三紀)

59. 一般名 イバブラジン塩酸塩

商品名：コララン®錠

内服　コララン®錠

- **薬価**：コララン®錠 2.5mg 82.9 円、5mg 145.4 円、7.5mg 201.9 円
- **作用時間**：最高血中濃度 2.5mg、5mg、10mg を空腹時単回経口投与時 40 分。
- **用法、用量**：通常、成人にはイバブラジン塩酸塩として、1 回 2.5mg を 1 日 2 回食後経口投与から開始する。開始後は忍容性を見ながら、目標とする安静時心拍数が維持できるように、必要に応じ、2 週間以上の間隔で段階的に用量を増減する。1 回投与量は 2.5、5 または 7.5mg のいずれかとし、いずれの投与量においても、1 日 2 回食後経口投与とする。なお、患者さんの状態により適宜減量する。
- **適応**：洞調律かつ投与開始時の安静時心拍数が 75 拍 / 分以上の慢性心不全。ただし、β遮断薬を含む慢性心不全の標準的治療を受けている患者さんに限る。
- **併用、配合禁忌**：リトナビル含有製剤、ジョサマイシン、イトラコナゾール、クラリスロマイシン、コビシスタット含有製剤、インジナビル、ボリコナゾール、ネルフィナビルメシル酸塩、サキナビルメシル酸塩、テラプレビル、ベラパミル塩酸塩、ジルチアゼム塩酸塩。
- **副作用**：徐脈、光視症（チカチカとした光の点滅を感じたり、突然稲妻のような光が見える症状）、霧視、房室ブロック、心房細動、QT 延長。

投与管理のポイント

- 洞結節の HCN チャネルの 1 つである HCN4 チャネルを阻害することで活動電位の立ち上がり時間が遅延し、効

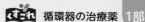

果を発揮する。そのため、β受容体遮断薬とは違った作
用機序で効果を発揮する。

●HFrEF 患者さん約 6,500 人を対象とした試験で 22.9 カ
月（中央値）の追跡の結果、イバブラジン塩酸塩投与群
では、プラセボ投与群と比較して心血管死亡・心不全入
院が 18%抑制された [1]。

●徐脈化や心房細動の発症などに注意が必要である。適宜
心電図モニターなどで観察し注意する。またふらつきや
失神の自覚症状にも気をつける。

くすこれ ③ ポイント!

❶ 心臓の洞結節に作用し、心拍数を下げる新しい薬で
ある。交感神経を介さず洞結節に直接作用するため、
血圧や心臓の収縮能に影響は少ない薬である。

❷ 大規模試験で心血管死亡や心不全入院を抑制するこ
とが示された薬である。

❸ 洞調律時のみ適応であり、心房細動などでは適応が
ない。

（八重樫悠、岩瀬三紀）

60. 一般名 ランジオロール塩酸塩

商品名：**オノアクト®点滴静注用**

点滴　オノアクト®点滴静注用

- **薬価**：オノアクト®点滴静注用 50mg　4,730 円
- **作用時間**：血中半減期は 4 分間と非常に短い。
- **用法、用量**：①ランジオロール塩酸塩として、1 分間 0.125mg/kg/min の速度で静脈内持続投与した後、0.04mg/kg/min の速度で静脈内持続投与する。投与中は心拍数、血圧を測定し 0.01〜0.04mg/kg/min の用量で適宜調節する。②ランジオロール塩酸塩として、1 分間 0.06mg/kg/min の速度で静脈内持続投与した後、0.02mg/kg/min の速度で静脈内持続投与を開始する。5〜10 分を目安に目標とする徐拍作用が得られない場合は、1 分間 0.125mg/kg/min の速度で静脈内持続投与した後、0.04mg/kg/min の速度で静脈内持続投与する。投与中は心拍数、血圧を測定し 0.01〜0.04mg/kg/min の用量で適宜調節する。③ランジオロール塩酸塩として、1μg/kg/min の速度で静脈内持続投与を開始する。投与中は心拍数、血圧を測定し 1〜10μg/kg/min の用量で適宜調節する。④ランジオロール塩酸塩として、1μg/kg/min の速度で静脈内持続投与を開始する。投与中は心拍数、血圧を測定し 1〜10μg/kg/min の用量で適宜調節する。なお、心室細動または血行動態不安定な心室頻拍が再発し本剤投与が必要な場合には、心拍数、血圧を測定し最大 40μg/kg/min まで増量できる。⑤ランジオロール塩酸塩として、1μg/kg/min の速度で静脈内持続投与を開始する。投与中は心拍数、血圧を測定し、維持量は適宜増減する。ただし、最大用量は 20μg/kg/min を超えないこと。
- **適応**：①手術時の頻脈性不整脈に対する緊急処置：心房細動、

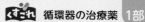

心房粗動、洞性頻脈。②手術後の循環動態監視下における頻脈性不整脈に対する緊急処置：心房細動、心房粗動、洞性頻脈。③心機能低下例における頻脈性不整脈：心房細動、心房粗動。④生命に危険のある不整脈で難治性かつ緊急を要する場合：心室細動、血行動態不安定な心室頻拍。⑤敗血症に伴う頻脈性不整脈：心房細動、心房粗動、洞性頻脈。

● **併用、配合禁忌：** なし。

● **副作用：** ショック、心停止・完全房室ブロック・洞停止・高度徐脈、心不全など。

投与管理のポイント

● 交感神経終末のβ₁受容体を選択的に遮断することで、効果を発揮する。ランジオロール塩酸塩は心収縮能の低下作用が軽微であり、心拍数の調節に役立つ薬剤である。

● 心電図モニターで、徐脈や房室ブロックの出現に注意をする。血圧の変化にも注意する。

● ヒトでの血中半減期は約4分間と非常に短く、短時間作用薬である。緊急時に速やかに効果を発揮し、投与を終了すれば速やかにβ受容体遮断効果が消失するので、主に集中治療領域や手術時に広く使われている。

くすこれ❸ポイント！

❶ 半減期が非常に短いので、心機能低下例でも頻脈性不整脈の治療に比較的安全に使用が可能である。

❷ 投与中は徐脈、房室ブロックなどの心電図変化に注意する。

❸ 投与開始とともに速やかに効果を発揮するため、集中治療領域で汎用される切れ味のよい薬である。

（八重樫悠、岩瀬三紀）

61. 一般名 フロセミド

商品名：ラシックス®錠、ラシックス®注

内服　ラシックス®錠　　注射　ラシックス®注

- **薬価：**ラシックス®錠 40mg 13 円、ラシックス®注 20mg 62 円
- **効果発現までの時間・作用時間：**ラシックス®錠 40mg：内服後 1～2 時間で最大血漿濃度になる。ラシックス®注 20mg：静脈内投与後、約 0.5 時間の半減期で消失。
- **用法・用量：**ラシックス®錠 40mg：1 日 1 回 40～80mg を連日または隔日経口投与する。腎機能不全などの場合にはさらに大量に用いることもある。ラシックス®注 20mg：1 日 1 回 20mg を静脈注射または筋肉内注射する。腎機能不全などの場合にはさらに大量に用いることもある。
- **適応：**高血圧症（本態性、腎性など）、悪性高血圧、心性浮腫（うっ血性心不全）、腎性浮腫、肝性浮腫、月経前緊張症、末梢血管障害による浮腫、尿路結石排出促進。
- **禁忌：**無尿の患者さん、肝性昏睡の患者さん、体液中のナトリウム（Na）、カリウム（K）が明らかに減少している患者さん、スルフォンアミド誘導体に対し過敏症の既往歴のある患者さん、デスモプレシン酢酸塩水和物を投与中の患者さん。
- **慎重投与：**進行した肝硬変症のある患者さん、重篤な冠硬化症または脳動脈硬化症のある患者さん、重篤な腎障害のある患者さん、肝疾患・肝機能障害のある患者さん、本人または両親、兄弟に痛風、糖尿病のある患者さん、下痢・嘔吐のある患者さん、手術前の患者さん、ジギタリス製剤・糖質副腎皮質ホルモン剤・副腎皮質刺激ホルモン（ACTH）またはグリチルリチン製剤の投与を受けている患者さん、減塩療法時の患者さん、高齢者、小児など、全身性エリテマトーデスの患者さん。
- **併用禁忌：**デスモプレシン酢酸塩水和物。
- **作用：**腎臓のヘンレループでの Na の再吸収を抑制することで、Na と一緒に再吸収される水の排出を増加させる。
- **副作用：**ショック、アナフィラキシー、再生不良性貧血、水疱性

類天疱瘡、難聴、中毒性表皮壊死、心室性不整脈、高尿酸血症。

投与管理のポイント

● ヘンレループで Na と同時に K の吸収が抑制され、その後の過程で Na、K、水素イオン（H^+）の交換も活性化するため Na よりも K がより著明に低下する。K の低下が強いと危険な不整脈にもつながるため注意が必要である。

● ループ利尿薬は尿酸の排出を行うトランスポーターを競合するため尿酸排出が抑制されて尿酸値が上昇する。

● ループ利尿薬は血中でアルブミンと結合して作用発揮する。そのため低アルブミンの状態では効果が減弱する。低アルブミン自体が胸水や浮腫の原因となるが、利尿薬の効果も減弱化させるためアルブミンをループ利尿薬と同時に投与することも試みられる。

くすこれ③ポイント!

❶ 血液中の Na と K がともに低下するが特に K に注意が必要である。

❷ 尿酸値が上昇する。

❸ 低アルブミンだと効果が減弱する。

Topics 古くからある薬だが今でも非常に大切な薬である。患者さんによっては大量に投与する必要があるが、ワンショットで一度の多くのフロセミドを投与する方法と持続的に投与する方法について検討されている。持続投与の方が治療効果が強い可能性や内耳障害などの出現が低い可能性も報告されているが、まだ確かなことはわかっていないようである。

(小林光一)

62. 一般名 アゾセミド

商品名：**ダイアート®錠**

内服　ダイアート®錠

- **薬価**：ダイアート®錠 60mg 26.9 円
- **効果発現までの時間・作用時間**：内服後 3.3 時間で血漿中濃度は最大になる。
- **用法・用量**：1 日 1 回 1 錠（アゾセミドとして 60mg）を経口投与。
- **適応**：心性浮腫（うっ血性心不全）、腎性浮腫、肝性浮腫。
- **禁忌**：無尿の患者さん、肝性昏睡の患者さん、体液中のナトリウム（Na）、カリウム（K）が明らかに減少している患者さん、デスモプレシン酢酸塩水和物を投与中の患者さん、スルフォンアミド誘導体に対し過敏症の既往歴のある患者さん。
- **慎重投与**：進行した肝硬変症のある患者さん、重篤な冠硬化症または脳動脈硬化症のある患者さん、重篤な腎障害のある患者さん、肝疾患・肝機能障害のある患者さん、本人または両親、兄弟に痛風、糖尿病のある患者さん、下痢・嘔吐のある患者さん、手術前の患者さん、セファロスポリン系抗菌薬・アミノグリコシド系抗菌薬・ジギタリス製剤・糖質副腎皮質ホルモン剤・副腎皮質刺激ホルモン（ACTH）・サリチル酸誘導体または非ステロイド性消炎鎮痛薬の投与を受けている患者さん、減塩療法時の患者さん、高齢者、小児など。
- **併用禁忌**：デスモプレシン酢酸塩水和物。
- **作用**：基本的にはフロセミドと同じ作用だが、抗バゾプレッシン（ADH）作用ももっていると考えられている。フロセミドとの大きな違いはフロセミドよりゆっくり長く効くことである。
- **副作用**：高尿酸血症、低 K 血症、低 Na 血症、無顆粒球症。

投与管理のポイント

- 内服 3.3 時間で最大血中濃度となり、半減期も 2.6 時間と長いため 9 時間後まで作用すると考えられている。
- アゾセミドをフロセミドと比較した研究で、長期の脳性 Na 利尿ペプチド（BNP）および心房性 Na 利尿ペプチド（ANP）抑制作用がフロセミドに比べて大きく、長時間作用型であるアゾセミドの神経内分泌系の改善作用における優位性が報告されている。
- 同じループ利尿薬だが、血中での経過の違いを利用して併用することもしばしば行う。

くすこれ ③ ポイント!

1. ゆっくり効く。
2. フロセミドより心不全入院を減らすことができるかもしれない。
3. フロセミドと併用することも行う。

Topics 急いで体に溜まった水を抜くときはフロセミドを積極的に使用し、慢性期にゆっくりとしっかり水が溜まっていかないようにアゾセミドを使うイメージである。

(小林光一)

63. 一般名 トラセミド

商品名：ルプラック®錠

内服　ルプラック®錠

- **薬価**：ルプラック®錠 4mg 20.8 円
- **効果発現までの時間・作用時間**：5mg の内服後 0.8 時間で最大血漿中濃度となる。
- **用法・用量**：1 日 1 回 4〜8mg を経口投与。
- **適応**：心性浮腫、腎性浮腫、肝性浮腫。
- **禁忌**：無尿の患者さん、肝性昏睡の患者さん、体液中のナトリウム（Na）、カリウム（K）が明らかに減少している患者さん、デスモプレシン酢酸塩水和物を投与中の患者さん、本剤の成分またはスルフォンアミド誘導体に対し過敏症の既往歴のある患者さん。
- **慎重投与**：進行した肝硬変症のある患者さん、重篤な冠硬化症または脳動脈硬化症のある患者さん、腎機能障害のある患者さん、肝疾患・肝機能障害のある患者さん、本人または両親・兄弟に痛風、糖尿病のある患者さん、下痢、嘔吐のある患者さん、手術前の患者さん、ジギタリス製剤・糖質副腎皮質ホルモン剤・副腎皮質刺激ホルモン（ACTH）またはグリチルリチン製剤の投与を受けている患者さん、高齢者、乳児。
- **併用禁忌**：デスモプレシン酢酸塩水和物。
- **作用**：ループ利尿作用に加え、抗アルドステロン作用をもっている。
- **副作用**：頭痛、倦怠感、肝機能障害、血小板減少、めまい、高尿酸血症。

投与管理のポイント

- 抗アルドステロン作用により K が保持される。
- 慢性心不全の患者さんに投与したとき、フロセミドと比

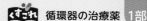

較して心臓死を低下させる可能性が示された。
● 食事の影響が小さく、個人差も少ない安定した作用を示すと考えられている。

くすこれ ③ ポイント!

❶ K の低下が少ない利尿薬である。
❷ 長期的にもいい効果をもっている可能性がある。
❸ 安定した作用を期待できる。

Topics

現在、抗アルドステロン作用が心不全患者に重要であることがわかっている。抗アルドステロン作用をもつループ利尿薬として存在感を示している。

(小林光一)

第7章 利尿薬

64. 一般名 スピロノラクトン

商品名：**アルダクトン® A 錠**

内服　アルダクトン® A 錠

- **薬価**：アルダクトン® A 錠 25mg 18.9 円
- **効果発現までの時間・作用時間**：内服後 2.8 時間程度で血中濃度は最大。
- **用法・用量**：1 日 50〜100mg を分割経口投与。
- **適応**：高血圧症（本態性、腎性など）、心性浮腫（うっ血性心不全）、腎性浮腫、肝性浮腫、特発性浮腫、悪性腫瘍に伴う浮腫および腹水、栄養失調性浮腫、原発性アルドステロン症の診断および症状の改善。
- **禁忌**：無尿または急性腎不全の患者さん、高カリウム（K）血症の患者さん、アジソン病の患者さん、タクロリムス水和物・エプレレノンまたはミトタンを投与中の患者さん、本剤に対し過敏症の既往歴のある患者さん。
- **慎重投与**：心疾患のある高齢者、重篤な冠硬化症または脳動脈硬化症のある患者さん、重篤な腎障害のある患者さん、減塩療法時、高齢者、肝障害のある患者さん、乳児。
- **併用禁忌**：タクロリムス水和物、エプレレノン、ミトタン。
- **作用**：遠位尿細管のアルドステロン依存性ナトリウム（Na）-K 交換部位に働き、アルドステロン拮抗作用により、Na および水の排泄を促進し、K の排泄を抑制する。
- **副作用**：高 K・低 Na 血症、代謝性アシドーシス、急性腎不全、中毒性表皮壊死融解症、女性化乳房、乳房痛。

投与管理のポイント

- スピロノラクトンは特異性がやや低いためアルドステロン受容体だけではなく、アンドロゲンやプロゲステロンの受容体にも結合してしまう。その結果、長期間使用し

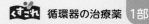

ていると男性には女性化乳房、女性には月経不順や多毛
などの副作用が見られることがある。

●アルドステロンは腎臓に対して Na と水を促進し、K を
排出させる効果がある。したがってその作用をブロック
することで K が保持されるわけである。

●慢性心不全で通常の治療を受けている患者さんにスピロ
ノラクトンを追加で投与した場合、投与しない群に比べ
て死亡リスクが抑制される研究が報告された（1999 年）。

くすこれ ③ ポイント!

❶ 女性化乳房がしばしば認められる。
❷ K 保持性利尿薬とよばれる。
❸ 予後を改善することのできる利尿薬である。

Topics

現在、さまざまなアルドステロン受容体拮抗薬
が開発されている。初代のアルドステロン受容体拮抗薬とし
てその重要性を証明した薬といえる。

（小林光一）

65. 一般名 エプレレノン

商品名：セララ®錠

内服 セララ®錠

- ●**薬価**：セララ®錠 50mg 81.3 円
- ●**効果発現までの時間・作用時間**：内服後約 1.5 時間で血漿中濃度は最大。
- ●**用法・用量**：高血圧：1 日 1 回 50mg から投与を開始し、効果不十分な場合は 100mg まで増量する。慢性心不全：1 日 1 回 25mg から投与を開始し、4 週間以降を目安に患者さんの状態に応じて 1 日 1 回 50mg へ増量する。中等度の腎機能障害のある患者さんでは、1 日 1 回隔日 25mg から投与を開始し、最大用量は 1 日 1 回 25mg とする。
- ●**適応**：高血圧、慢性心不全（心不全の基礎治療を受けている患者さん）。
- ●**禁忌**：本剤の成分に対し過敏症の既往歴のある患者さん、高カリウム（K）血症の患者さんもしくは本剤投与開始時に血清 K 値が 5.0mEq/L を超えている患者さん、重度の腎機能障害（クレアチニンクリアランス 30mL/min 未満）のある患者さん、重度の肝機能障害のある患者さん、K 保持性利尿薬を投与中の患者さん、イトラコナゾール、リトナビルおよびネルフィナビルメシル酸塩を投与中の患者さん。特に高血圧で使用する場合は、微量アルブミン尿またはタンパク尿を伴う糖尿病の患者さん、中等度以上の腎機能障害（クレアチニンクリアランス 50mL/min 未満）のある患者さん、K 製剤を投与中の患者さん。
- ●**併用禁忌**：K 保持性利尿薬、イトラコナゾール（イトリゾール®）、リトナビル（ノービア®）、ネルフィナビルメシル酸塩、K 製剤。
- ●**作用**：アルドステロンの受容体への結合を阻害する。

● 副作用：高K血症、高尿酸血症、頭痛、めまい、嘔気、筋痙攣。

投与管理のポイント

● アンドロゲン受容体やプロゲステロン受容体への作用が
　スピロノラクトンと比較して非常に弱いため、女性化乳
　房や月経異常の副作用がまれである。

● クレアチニンクリアランスが 30mL/min 未満の患者さん
　には禁忌となる。高血圧症の患者さんでは 50mL/min 未
　満で禁忌である。

● 慢性心不全の患者さんに対してエプレレノンを投与した
　場合、コントロール群と比較して心血管死と心不全入院
　が減少した。

くすこれ ③ ポイント！

① 女性化乳房の心配をしなくてよい薬である。
② 腎機能に合わせた使用が必要である。
③ 慢性心不全の予後の改善も期待される。

Topics　　まず 2002 年に高血圧治療薬として承認され、
翌年心不全治療薬としても使用できるようになった。2011
年に慢性心不全への有意な治療効果が示され活躍の場が広が
っている薬となっている。

（小林光一）

66. 一般名 エサキセレノン

商品名：ミネブロ®錠

内服　ミネブロ®錠

- **薬価**：ミネブロ®錠 2.5mg 91.6 円
- **効果発現までの時間・作用時間**：投与後約 3 時間で血漿中濃度は最大になる。
- **用法・用量**：2.5mg を 1 日 1 回経口投与し、5mg まで増量することができる。
- **適応**：高血圧症。
- **禁忌**：本剤の成分に対し過敏症の既往歴のある患者さん、高カリウム（K）血症の患者さんもしくは本剤投与開始時に血清 K 値が 5.0mEq/L を超えている患者さん、重度の腎機能障害（eGFR 30mL/min/1.73m^2 未満）。
- **併用禁忌**：K 保持性利尿薬、エプレレノン、K 製剤。
- **作用**：非ステロイド構造をもつミネラルコルチコイド受容体拮抗薬であり、その活性化を抑制する。
- **副作用**：高 K 血症、高尿酸血症。

投与管理のポイント

- エプレレノンより腎機能に関しては制約が少ない薬だが、それでも腎機能の低下が疑われる患者さんの腎機能をしっかりと把握し、K の上昇に配慮する必要がある。
- 現時点では高血圧にのみ適応があるため、心不全の患者さんに投与することはできない。
- 今後、さまざまな臨床研究の結果が揃うことで、処方対象が広がっていくことになると思われる。

くすこれ ③ ポイント!

① エプレレノンより腎機能に関して制約は少ないがそれでも腎機能には配慮が必要である。
② 今は高血圧の薬である（心不全の適応はない）。
③ 今後の発展が期待される薬である。

Topics

2019 年に承認された新しい薬である。

(小林光一)

67. 一般名 カンレノ酸カリウム

商品名：ソルダクトン®静注用

注射　ソルダクトン®静注用

- **薬価**：ソルダクトン®静注用 100mg 288 円
- **用法・用量**：1 回 100〜200mg を 1 日 1〜2 回ゆっくりと静脈内注射する。1 日投与量として 600mg を超えないこと。
- **適応**：経口抗アルドステロン薬の服用困難な下記症状の改善、原発性アルドステロン症、心性浮腫、肝性浮腫、開心術および開腹術時における水分・電解質代謝異常。
- **禁忌**：無尿または腎不全の患者さん、腎機能の進行性悪化状態の患者さん、高カリウム（K）血症の患者さん、エプレレノンまたはタクロリムス水和物を投与中の患者さん、アジソン病の患者さん、本剤に対し過敏症の既往歴のある患者さん、てんかんなどの痙攣性素因のある患者さん。
- **慎重投与**：心疾患のある高齢者、重篤な冠硬化症または脳動脈硬化症のある患者さん、肝機能障害のある患者さん、腎機能障害のある患者さん、減塩療法時。
- **併用禁忌**：エプレレノン、タクロリムス水和物。
- **作用**：アルドステロンの拮抗。
- **副作用**：ショック、高 K 血症、低ナトリウム（Na）血症、白血球増加、貧血、女性化乳房、嘔吐。

投与管理のポイント
- 抗アルドステロン薬の内服ができない場合に静脈投与を行う。

くすこれ 1 ポイント!

① 経口投与できない方に利用することが一般的である。

Topics

内服できない患者さんへの抗アルドステロン拮抗薬として大切な薬である。

(小林光一)

第7章 利尿薬

68. 一般名 カルペリチド

商品名：ハンプ®注射用

注射　ハンプ®注射用

- **薬価**：ハンプ®注射用 1000　1,785 円
- **用法・用量**：注射用水 5mL に溶解し、カルペリチドとして 1 分間あたり 0.1μg/kg を持続静脈内投与する。1 分間あたり 0.2μg/kg まで増量可能。
- **適応**：急性心不全。
- **禁忌**：重篤な低血圧または心原性ショックのある患者さん、右室梗塞のある患者さん、脱水症状の患者さん。
- **慎重投与**：低血圧の患者さん、右房圧が正常域にある患者さん、利尿薬が投与されている患者さん、脱水傾向にある患者さん、ネフローゼ症候群の患者さん、ヘマトクリット値が著しく高い患者さん、重篤な肝障害・腎障害を有する患者さん、ホスホジエステラーゼ（PDE)-5 阻害薬を投与中の患者さん。
- **作用**：遺伝子組換えα型ヒト心房性ナトリウム（Na）利尿ポリペプチド（ANP）製剤でありその受容体に結合することで血管拡張や利尿作用を示す。
- **副作用**：血圧低下、徐脈、心房細動、肝機能障害、血小板減少。

投与管理のポイント

- 生理的に産生された ANP により血管拡張や利尿が促進されている。
- 遺伝子組換え技術を使って作成したヒトの ANP 製剤で、これを補充することで心臓の負担をさらに軽減することになる。
- 1984 年に単離同定されたのは日本の国立循環器病センターの研究室での成果である。

くすこれ ③ ポイント!

❶ 心臓に負担がかかると生理的に ANP の血中濃度は増加している。
❷ 心房で主に産生されるホルモンを補充する薬である。
❸ ANP は日本の研究者によって単離同定されている。

Topics

心室から主に産生される脳性 Na 利尿ペプチド（BNP）、単球や内皮細胞で産生される C 型 Na 利尿ペプチド（CNP）など NA 利尿ペプチドファミリーが発見され、病態評価や新たな治療薬としての可能性が現在でも研究されている。

(小林光一)

69. 一般名 **トルバプタン**

商品名：**サムスカ®OD錠**

内服　サムスカ®OD錠

- **薬価**：サムスカ®OD錠7.5mg 1,084.7円
- **効果発現までの時間・作用時間**：内服後約2時間で血漿中濃度は最大となる。
- **用法・用量**：心不全における体液貯留：15mgを1日1回経口投与する。肝硬変における体液貯留：7.5mgを1日1回経口投与する。抗利尿ホルモン不適合分泌症候群（SIADH）における低ナトリウム（Na）血症：7.5mgを1日1回経口投与する。適宜増減するが、最高用量は1日60mgまでとする。常染色体優性多発性嚢胞腎：1日60mgを2回（朝45mg、夕方15mg）に分けて経口投与を開始する。1日60mgの用量で1週間以上投与し、忍容性がある場合には、1日90mg（朝60mg、夕方30mg）、1日120mg（朝90mg、夕方30mg）と1週間以上の間隔をあけて段階的に増量する。最高用量は1日120mgまでとする。
- **適応**：ループ利尿薬などのほかの利尿薬で効果不十分な心不全における体液貯留、ループ利尿薬などのほかの利尿薬で効果不十分な肝硬変における体液貯留、SIADHにおける低Na血症の改善、腎容積がすでに増大しており、かつ、腎容積の増大速度が速い常染色体優性多発性嚢胞腎の進行抑制。
- **禁忌**：本剤の成分または類似化合物に対し過敏症の既往歴のある患者さん、口渇を感じないまたは水分摂取が困難な患者さん、妊婦または妊娠している可能性のある女性。心不全および肝硬変における体液貯留、SIADHにおける低ナトリウム血症：無尿の患者さん、適切な水分補給が困難な肝性脳症の患者さん。心不全および肝硬変における体液貯留、常染色体優性多発性嚢

胞腎：高 Na 血症の患者さん。常染色体優性多発性嚢胞腎：重
篤な腎機能障害（eGFR 15mL/min/1.73m² 未満）のある患
者さん、慢性肝炎・薬剤性肝機能障害などの肝機能障害または
その既往歴のある患者さん。

- **作用：** バゾプレッシン（抗利尿ホルモン）の受容体拮抗薬であ
  る。バゾプレッシンの作用を抑制することで腎臓での水の再吸
  収が抑制され、利尿が進む。
- **副作用：** 口渇、頻尿、腎不全、血栓塞栓症、高 Na 血症、肝機
  能障害、血圧低下、不整脈。

投与管理のポイント

- 血中 Na 濃度の上昇や肝機能変化に注意が必要なため入
  院下でしか導入できない薬である。
- 口渇が見られたときは水分を補充してもらうことが重要
  である。
- 心不全では 15mg の投与となっているが、Na の上昇な
  どの観点からも 7.5mg、時には 3.75mg で開始するこ
  ともある。

くすこれ ③ ポイント!

① 入院下でしか導入できない薬である。
② 水分制限は行わないことになる。
③ 実際はやや少なめの量から開始することになる。

Topics

2010 年 12 月に発売されている。心不全だけ
ではなく、肝硬変、SIADH、遺伝性の多発性嚢胞腎などに使
用が可能だが、それぞれの使い方が違う。心臓に関してはル
ープ利尿薬と比較して血管内の脱水が起こりにくく、適応が
ますます広がっている薬である。

(小林光一)

70. 一般名 アセタゾラミド

商品名：ダイアモックス®錠、ダイアモックス®注射用

内服　ダイアモックス®錠

注射　ダイアモックス®注射用

- ●**薬価**：ダイアモックス®錠 250mg 23 円、ダイアモックス®注射用 500mg 562 円。
- ●**効果発現までの時間・作用時間**：内服後 2～4 時間で血漿中濃度は最大となる。
- ●**用法・用量**：ダイアモックス®錠：1 日 1 回 250～500mg（心性浮腫）。ダイアモックス®注：緑内障には 1 日 250mg～1g を分割して静脈内または筋肉内注射する。てんかんには 1 日 250～750mg を分割して静脈内または筋肉内注射する。肺気腫における呼吸性アシドーシスの改善には 1 日 1 回 250～500mg を静脈内または筋肉内注射する。メニエール病およびメニエール症候群には 1 日 1 回 250～750mg を静脈内または筋肉内注射する。
- ●**適応**：緑内障、てんかん、肺気腫における呼吸性アシドーシスの改善、心性浮腫、肝性浮腫、月経前緊張症、メニエール病およびメニエール症候群、睡眠時無呼吸症候群。
- ●**禁忌**：本剤の成分またはスルホンアミド系薬剤に対し過敏症の既往歴のある患者さん。肝硬変などの進行した肝疾患または高度の肝機能障害のある患者さん、無尿・急性腎不全の患者さん、高クロール血症性アシドーシス・体液中のナトリウム（Na）・カリウム（K）が明らかに減少している患者さん、副腎機能不全・アジソン病の患者さん、慢性閉塞隅角緑内障の患者さんへの長期投与。
- ●**慎重投与**：重篤な冠硬化症または脳動脈硬化症の患者さん、重篤な腎障害のある患者さん、肝疾患・肝機能障害のある患者さん、糖尿病または耐糖能異常のある患者さん、人工呼吸管理な

どを必要とする重篤な二酸化炭素血症の患者さん、ジギタリス製剤・糖質副腎皮質ホルモン剤または副腎皮質刺激ホルモン（ACTH）を投与中の患者さん、減塩療法時の患者さん、乳児。

- **作用**：炭酸脱水酵素の働きを阻害する作用がある。炭酸脱水酵素は腎臓、脳、目などに存在する酵素の一種で、水分と炭酸ガスの反応に関わっている。腎臓に作用して弱い利尿作用を示す。房水の産生を減らすことで眼圧低下作用を示す。脳の異常な興奮を抑えることで抗てんかん作用を示す。そのほかの作用にも利尿作用により、メニエール病や月経前緊張症の症状を和らげ、呼吸性アシドーシスや睡眠時無呼吸に効果があるとされる。

- **副作用**：代謝性アシドーシス、電解質異常、ショック、再生不良性貧血、しびれ、多能、下痢、頭痛、倦怠感。

投与管理のポイント

- 現在はさまざまな強力な利尿薬を利用することができる。
- 緑内障の治療薬として主に利用されている。

くすこれ2ポイント！

1. 現在、心不全の治療薬として利用されることはまれとなっている。
2. 心臓以外の治療目的では重要な役割を果たしている。

Topics

日本では1955年に発売されている長い歴史をもった薬である。

（小林光一）

71. トリクロルメチアジド
一般名（サイアザイド系）

内服　フルイトラン®錠

商品名：**フルイトラン®錠**

72. インダパミド
一般名（サイアザイド系）

内服　ナトリックス®錠

商品名：**ナトリックス®錠**

73. ベンチルヒドロクロロチアジド
一般名（サイアザイド系）

内服　ベハイド®錠

商品名：**ベハイド®錠**

- **薬価：**フルイトラン®錠 2mg 9.8 円、ナトリックス®錠 2mg 19.6 円、ベハイド®錠 4mg 5.5 円。
- **用法・用量：**トリクロルメチアジドとして 1 日 2〜8mg を 1〜2 回に分割経口投与。インダパミドとして、通常成人 1 日 1 回 2mg を朝食後経口投与。ベンチルヒドロクロロチアジドとして 1 回 4〜8mg を 1 日 2 回経口投与。
- **適応：**本態性高血圧、心性・腎性浮腫など。
- **禁忌：**無尿の患者さん、急性腎不全の患者さん、体液中のナトリウム（Na）・カリウム（K）が明らかに減少している患者さん、チアジド系薬剤またはその類似化合物に対して過敏症の既往歴のある患者さん、デスモプレシン酢酸塩水和物を投与中の患者さん。
- **慎重投与：**進行した肝硬変症の患者さん、心疾患のある高齢者、重篤な冠硬化症または脳動脈硬化症のある患者さん、重篤な腎障害のある患者さん、肝疾患・肝機能障害のある患者さん、本

人または両親・兄弟に痛風・糖尿病のある患者さん、下痢、嘔吐のある患者さん、高カルシウム（Ca）血症・副甲状腺機能亢進症のある患者さん、ジギタリス製剤・糖質副腎皮質ホルモン剤または副腎皮質刺激ホルモン（ACTH）の投与を受けている患者さん、減塩療法を受けている患者さん、乳児、高齢者、交感神経切除後の患者さん。

- **併用禁忌**：デスモプレシン酢酸塩水和物。
- **作用**：ループ利尿薬よりも遠位部の遠位尿細管における NaCl⁻ 共輸送（NCC）を阻害して利尿効果を発揮する。
- **副作用**：高尿酸血症、めまい、嘔気、倦怠感、低 Na 血症、低 K 血症。

投与管理のポイント

- 併用することで効率よく Na を体外に排出することができ、合理的な降圧治療を進めることができる。
- 昔からある安価な薬であり、日本を含めて見直され、近年になって処方も増えてきた薬である。
- ベンチルヒドロクロロチアジドがさまざまなアンジオテンシンⅡ受容体拮抗薬（ARB）との合剤となって発売されている。

くすこれ ③ ポイント！

1. RAA 系抑制薬（アンジオテンシン変換酵素〔ACE〕-I や ARB）と併用すると効果的。
2. 高血圧に対する第 1 選択となることもある。
3. ARB との合剤として利用されることも多い。

Topics

Na 排出を進めることができ、食塩感受性高血圧の患者さんにより有効と考えられている。

（小林光一）

74. 一般名 アスピリン

商品名：バイアスピリン®錠

内服 バイアスピリン®錠

- **薬価**：バイアスピリン®錠 100mg 5.7 円
- **作用時間**：7〜10 日。
- **用法・用量**：①狭心症（慢性安定狭心症、不安定狭心症）、心筋梗塞、虚血性脳血管障害（一過性脳虚血発作〔TIA〕、脳梗塞）における血栓・塞栓形成の抑制、冠動脈バイパス術（CABG）あるいは経皮経管冠動脈形成術（PTCA）施行後における血栓・塞栓形成の抑制に使用する場合：通常、成人にはアスピリンとして 100mg を 1 日 1 回経口投与する。なお、症状により 1 回 300mg まで増量できる。②川崎病（川崎病による心血管後遺症を含む）に使用する場合：急性期有熱期間はアスピリンとして 1 日体重 1kg あたり 30〜50mg を 3 回に分けて経口投与する。解熱後の回復期から慢性期はアスピリンとして 1 日体重 1kg あたり 3〜5mg を 1 回経口投与する。
- **適応**：①以下の疾患における血栓・塞栓形成の抑制：狭心症（慢性安定狭心症、不安定狭心症）、心筋梗塞、虚血性脳血管障害（TIA、脳梗塞）。② CABG あるいは PTCA 施行後における血栓・塞栓形成の抑制。③川崎病（川崎病による心血管後遺症を含む）。
- **禁忌**：アスピリン喘息の既往、消化管潰瘍の合併。
- **作用**：低用量アスピリンはシクロオキシゲナーゼ 1（COX-1）を阻害することにより、トロンボキサン A_2（TXA_2）の合成を阻害し、血小板凝集抑制作用を示す。
- **副作用**：重大な副作用として出血がある。

投与管理のポイント

- 非心臓手術において、アスピリン継続は出血リスクを増加させるが重篤にはならなかったという報告や、アスピリン中止により心イベントが有意に増加するという報告

などから多くの非心臓手術において周術期にも継続することが望ましいとされている。しかし出血リスクの高い手術で周術期の血栓リスクが低い場合には、手術の7日前からのアスピリン休薬を考慮するとされている。

● 循環器領域では狭心症、心筋梗塞による経皮的冠動脈形成術（PCI）施行後の再発予防によく使用されている。

● 低用量アスピリンを服用している患者さんにおける内視鏡的な検討において、潰瘍の頻度は約11％との調査がある。また、低用量アスピリンを内服している患者さんにおいてはプロトンポンプ阻害薬（PPI）の併用により上部消化管出血のリスクが抑えられることが知られており [1]、アスピリンとPPIが併用されることは多い。

くすこれ3ポイント!

❶ アスピリンは血小板凝集を抑制するため、手術、内視鏡治療などで中止が必要な場合は治療前に7日程度の休薬が必要となる。

❷ 狭心症、心筋梗塞、脳梗塞の再発予防など動脈硬化性疾患において幅広く使用される。

❸ 消化管潰瘍の合併が比較的多いことで知られている。

Topics

アスピリンの狭心症、心筋梗塞、脳梗塞における再発予防についてはさまざまな試験で有効性が確立している。また、PCIを行う患者さんにおいてはアスピリンとチエノピリジン系抗血小板薬（クロピドグレル硫酸塩、エフィエントなど）による抗血小板薬2剤併用療法（DAPT）を、安定狭心症の患者さんでは1～3カ月程度、急性冠症候群の患者さんでは6～12カ月程度行われていることが多い。DAPT終了後はアスピリン単剤を終生継続することが多い。

(山本 大)

75. 一般名 クロピドグレル硫酸塩

商品名：プラビックス®錠

内服　プラビックス®錠

- **薬価**：プラビックス®錠 75mg 168 円
- **作用時間**：5～7 日。
- **用法・用量**：①虚血性脳血管障害（心原性脳塞栓症を除く）後の再発抑制：通常、成人には、クロピドグレル硫酸塩として 75mg を 1 日 1 回経口投与するが、年齢、体重、症状によりクロピドグレル硫酸塩として 50mg を 1 日 1 回経口投与する。②経皮的冠動脈形成術（PCI）が適用される虚血性心疾患：通常、成人には、投与開始日にクロピドグレル硫酸塩として 300mg を 1 日 1 回経口投与し、その後、維持量として 1 日 1 回 75mg を経口投与する。③末梢動脈疾患における血栓・塞栓形成の抑制：通常、成人には、クロピドグレル硫酸塩として 75mg を 1 日 1 回経口投与する。
- **適応**：①虚血性脳血管障害（心原性脳塞栓症を除く）後の再発抑制。② PCI が適用される以下の虚血性心疾患：急性冠症候群（不安定狭心症、非 ST 上昇心筋梗塞、ST 上昇心筋梗塞）、安定狭心症、陳旧性心筋梗塞。③末梢動脈疾患における血栓・塞栓形成の抑制。
- **禁忌**：出血中。
- **併用禁忌**：肺高血圧治療薬のセレキシパグ。
- **作用**：吸収された後、主に薬物代謝酵素 CYP2C19 による酸化型代謝を受け、血小板凝集抑制作用を示す活性代謝物が生成。
- **副作用**：重大な副作用として出血、胃・十二指腸潰瘍、肝機能障害、血栓性血小板減少症（TTP）、無顆粒球症など。

投与管理のポイント

- 循環器の領域では多くは PCI 施行される患者さんの抗血

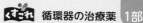

小板薬として使用されるほか、閉塞性動脈性硬化症に対して使用されている。

● クロピドグレル硫酸塩は吸収後に薬物代謝酵素である CYP2C19 により活性化されて抗血小板作用を示す。そのため CYP2C19 を阻害する薬剤（オメプラゾール）の併用により、抗血小板作用が減弱する可能性があるとされている。

● 急性冠症候群の患者さんで PCI 前、プラスグレル塩酸塩の投与が難しい場合に 300mg の急速投与を行うことがある。

第8章 抗血小板薬・抗凝固薬

くすこれ 3 ポイント!

❶ 脳梗塞の再発予防、PCI が必要な虚血性心疾患、末梢動脈疾患など動脈硬化性疾患に対して幅広く使用されている。

❷ クロピドグレル硫酸塩の血小板凝集作用は個人差が大きく、抑制効果が弱い場合があるとされている。

❸ PCI を行う予定の患者さんについては 5〜7 日程度前からクロピドグレル硫酸塩 75mg の投与を行い、内服をしていない患者さんでは PCI の直前にクロピドグレル硫酸塩 300mg の急速投与を行うことがある。

Topics

PCI を行う患者さんではアスピリンとチエノピリジン系の薬剤が必要で抗血小板薬 2 剤併用療法（DAPT）といわれる。DAPT 終了後に、アスピリンではなくクロピドグレル硫酸塩などの P2Y12 受容体拮抗薬を継続する治療法も存在し、虚血イベントを増加させることなく、出血性イベントの減少を認めたという報告もある[1]。

（山本 大）

76. 一般名 プラスグレル塩酸塩

商品名：エフィエント®錠

内服　エフィエント®錠

- ●薬価：エフィエント®錠 3.75mg　275 円
- ●作用時間：5〜7 日。
- ●用法・用量：通常、成人には、投与開始日にプラスグレル塩酸塩として 20mg を 1 日 1 回経口投与し、その後、維持用量として 1 日 1 回 3.75mg を経口投与する。
- ●適応：経皮的冠動脈形成術（PCI）が適用される以下の虚血性心疾患：①急性冠症候群（不安定狭心症、非 ST 上昇心筋梗塞、ST 上昇心筋梗塞）。②安定狭心症、陳旧性心筋梗塞。
- ●禁忌：出血中の患者さん。
- ●併用禁忌：なし。
- ●作用：血小板膜上のアデノシン二リン酸（ADP）受容体である P2Y12 受容体に不可逆に結合し血小板機能を抑制する。
- ●副作用：重大な副作用として出血、血栓性血小板減少症（TTP）など。

投与管理のポイント

- ●プラスグレル塩酸塩は脳梗塞、閉塞性動脈硬化症でも適応があるクロピドグレル硫酸塩とは異なり、PCI が行われる虚血性心疾患の患者さんにのみ適応となる。
- ●クロピドグレル硫酸塩と比較して薬剤の代謝経路が単純で、効果発現が迅速であり安定しているとされている。
- ●特に急性冠症候群の患者さんでは早期の薬剤の効果出現が急性期の治療成績の向上につながると期待されている。クロピドグレル硫酸塩とプラスグレル塩酸塩を比較した PRASFIT-ACS 試験では症例数が少なく統計的な有意差はないものの、プラスグレル塩酸塩投与が心血管イベン

トを抑制し、大出血の発生率は同等であったという報告がある[1]。

くすこれ③ポイント!

❶ PCI が行われる虚血性心疾患にのみ適応があり使用される。

❷ 血小板凝集作用を早期から抑制し、クロピドグレル硫酸塩と比較して効果に個人差が少ないとされている。

❸ 急性冠症候群などで PCI を行う際に 20mg の急速投与を行うことがある。

Topics

エフィエント®錠は PCI をする患者さんにしか適応はない。特に急性冠症候群に関しては効果発現が早く、血栓イベントの低減につながるとされており、急性冠症候群の患者さんでチエノピリジン系の内服をしていない場合はエフィエント®錠 20mg の急速投与が推奨されている。

(山本 大)

77。一般名 チカグレロル

商品名：ブリリンタ®錠

内服　ブリリンタ®錠

- **薬価**：ブリリンタ®錠　60mg　100.4円、90mg　142円
- **作用時間**：3〜5日。
- **用法・用量**：ブリリンタ®錠60mg：陳旧性心筋梗塞：通常、成人には、チカグレロルとして1回60mgを1日2回経口投与する。ブリリンタ®錠90mg：急性冠症候群（不安定狭心症、非ST上昇心筋梗塞、ST上昇心筋梗塞）：通常、成人には、チカグレロルとして初回用量を180mg、2回目以降の維持用量を90mgとして、1日2回経口投与する。
- **適応**：ブリリンタ®錠60mg：以下のリスク因子を1つ以上有する陳旧性心筋梗塞のうち、アテローム血栓症の発現リスクが特に高い場合：65歳以上、薬物療法を必要とする糖尿病、2回以上の心筋梗塞の既往、血管造影で確認された多枝病変を有する冠動脈疾患、または末期でない慢性の腎機能障害。ブリリンタ®錠90mg：経皮的冠動脈形成術（PCI）が適用される急性冠症候群（不安定狭心症、非ST上昇心筋梗塞、ST上昇心筋梗塞）（ただし、アスピリンを含む抗血小板薬2剤併用療法が適切である場合で、かつ、アスピリンと併用するほかの抗血小板薬の投与が困難な場合に限る）。
- **禁忌**：出血中の患者。
- **併用禁忌**：CYP3A阻害薬（イトラコナゾール、クラリスロマイシンなど）CYP3A誘導薬（リファンピシン、カルバマゼピン、フェニトイン、セイヨウオトギリソウ含有食品など）。
- **作用**：血小板膜上のアデノシン二リン酸（ADP）受容体である P2Y12受容体に対して選択的かつ可逆的に結合し血小板機能を抑制する。

- 副作用：出血など。

投与管理のポイント

- ほかのチエノピリジン系薬剤が肝臓で代謝されてから活性体となり作用を発現するのに対して、チカグレロルは薬剤そのものが活性をもつ。そのため、効果発現は素早く、また薬剤中止後も速やかに効果が切れることが期待されている。

- 急性冠症候群に対して使用する場合は急速投与することがある。90mg錠を2錠、合計180mgを投与する。その後の維持投与は1回90mgを1日2回投与する。

- 陳旧性心筋梗塞の再発予防に対して使用する場合は60mg錠を使用する。65歳以上、糖尿病、2回以上の心筋梗塞の既往、複数の冠動脈病変、慢性腎臓病の患者さんのようなリスクが高い患者さんに対して使用する。

くすこれ ③ ポイント!

① 食事による影響を受けないため、空腹時の投与を避けることが望ましいと記載されたほかのチエノピリジン系2剤と違い、食事に関連した記載はない。

② ブリリンタ®錠はほかの抗血小板薬のプラビックス®、エフィエント®と比較して作用の消失が速やかであるため、手術時には5日以上前に投与を中止すればよいとされ休薬期間が短いことも特徴である。

③ 急性冠症候群に対して使用する場合と陳旧性心筋梗塞の再発予防に対して使用する場合で剤型や投与方法が違うことに注意する。

第8章　抗血小板薬・抗凝固薬

Topics 　海外の大規模試験では、従来薬のクロピドグレル硫酸塩を上回る有効性が認められたが、日本人を対象とした試験では有効性、安全性いずれも劣る傾向であった。そのため、現時点ではチエノピリジン系の薬剤（クロピドグレル硫酸塩、プラスグレル塩酸塩）が副作用で使用できないときの使用が想定される。また、PEGUSAS 試験[1]において陳旧性心筋梗塞の患者さんの再発予防に対して患者背景や、冠動脈病変の状況などからハイリスクと判断された場合、チカグレロルの投与を考慮する。即効性があり、可逆的に作用することから PCI を必要とする急性冠症候群に対しての投与が期待されている。

（山本　大）

くすこれ メモ

第8章 抗血小板薬・抗凝固薬

78. 一般名 シロスタゾール

商品名：**プレタール®OD錠**

内服　プレタール®OD錠

- **薬価**：プレタール®OD錠100mg 63.3円
- **作用時間**：2日。
- **用法・用量**：通常1回100mgを1日2回経口投与する。年齢、症状により適宜増減する。
- **適応**：①慢性動脈閉塞症に基づく潰瘍、疼痛および冷感などの虚血性諸症状の改善。②脳梗塞（心原性脳塞栓症を除く）発症後の再発抑制。
- **禁忌**：出血中、うっ血性心不全。
- **併用禁忌**：なし。
- **作用**：ホスホジエステラーゼ-3（PDE3）に選択的に阻害することで、最終的に血小板凝集を抑制する。
- **副作用**：重大な副作用としてうっ血性心不全や出血などがある。また、本剤が有する心拍数増加作用により頻脈や狭心症、血管拡張作用による頭痛を生じることがある。

投与管理のポイント

- 閉塞性動脈硬化症における労作時の下肢の痛み（間歇性跛行）に対して、歩行距離や自覚症状を改善するというエビデンスがあり使用されている。
- シロスタゾールは血小板に対し可逆的に作用し、投与後3～4時間で血小板凝集が抑制され、投与中止後48時間以内でその作用は消失する。このため、手術前の休薬期間は3～4日程度で十分だとされている。
- うっ血性心不全の患者さんにおいては、シロスタゾールが有する心拍数増加作用により心不全の悪化が懸念され禁忌になっている。また冠動脈狭窄を合併する患者さん

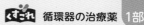

においても心拍数増加作用により狭心症を誘発する可能性があるとされ、慎重投与となっており、注意が必要である。

くすこれ ③ ポイント!

❶ 循環器領域においては、閉塞性動脈硬化症の治療薬として使用されることがある。

❷ 血小板凝集作用は可逆的で、中止48時間後には投与前に戻る。

❸ 本剤が有する心拍数増加作用により頻脈や狭心症、血管拡張作用による頭痛を生じることがある。また、うっ血性心不全患者においては禁忌になっているので注意が必要である。

Topics

心不全がない場合、跛行症状改善のための第1選択薬と位置づけられている[1]。また、症状改善以外にも浅大腿動脈領域のステント治療後の再発抑制効果も報告されており[2]、跛行症状を有する閉塞性動脈硬化症の患者さんの下肢末梢インターベンション施行時に投与されることがある。

(山本 大)

79. 一般名 ワルファリンカリウム

商品名：ワーファリン錠

内服　ワーファリン錠

- **薬価**：ワーファリン錠 1mg 9.8 円、5mg 10.1 円
- **作用時間**：3〜5 日。
- **用法・用量**：通常 1〜5mg を 1 日 1 回経口投与する。
- **適応**：血栓塞栓症（静脈血栓症、心筋梗塞症、肺塞栓症、脳塞栓症、緩徐に進行する脳血栓症など）の治療および予防。
- **禁忌**：出血中、妊婦または妊娠している可能性がある女性。
- **併用禁忌**：ビタミン K 製剤（メナテトレノン）、抗真菌薬のミコナゾール硝酸塩、抗リウマチ薬、イグラチモド。
- **作用**：ビタミン K 作用に拮抗して抗凝固作用を示す。
- **副作用**：重大な副作用として出血、皮膚壊死、肝機能障害など。

投与管理のポイント

- 採血でプロトロンビン時間（PT）を測定し、試薬による誤差を補正した国際標準比（International Normalized Ratio；INR）で表すため、PT-INR でワルファリンカリウムの効果を判定する。
- ワルファリンカリウムによる抗凝固のコントロール推奨値は PT-INR 2.0〜3.0 とされている。4.0 を超えると休薬の必要があり、5.0 を超えると出血の危険が高くワルファリンカリウムの効果を薬で減弱させる必要がある場合がある。
- PT-INR が高値になると出血の危険性が増大する。投与を中止しても半減期が長く作用は数日間持続する。緊急で効果を止める場合はビタミン K 製剤（ケイツー®）や人プロトロンビン複合体製剤（ケイセントラ®）の投与を考慮する。

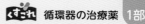

● また、ビタミン K の含有が高い食品として、納豆、クロレラ、青汁などの摂取は禁止であることを説明しておく必要がある。

くすこれ ③ ポイント!

❶ ワルファリンカリウムは心臓人工弁置換後、心房細動、心筋梗塞、脳血栓症、深部静脈血栓症、肺塞栓症に対して用いられる。

❷ ワルファリンカリウムは食事に含まれるビタミン K により効果が減弱するため注意が必要である。

❸ ワルファリンカリウムは人によって効き方が違い、食事や体調の影響を受けやすいため 1〜2 カ月に 1 回程度血液検査を行って容量の調整を行う必要がある。

Topics

DOAC（direct oral anticoagulants；直接経口抗凝固薬）の登場によりワルファリンカリウムを処方する機会は減ってきている。しかし、心臓機械弁置換後では DOAC の使用はワルファリンカリウムと比較して血栓塞栓症のリスクが上昇することが報告されており[1]、ワルファリンカリウムしか使用できない。またワルファリンカリウムは DOAC と比較して薬価は格段に安い。

（山本 大）

第 8 章 抗血小板薬・抗凝固薬

80. 一般名 ダビガトランエテキシラートメタンスルホン酸塩

商品名：**プラザキサ®カプセル**

内服　プラザキサ®カプセル

- **薬価**：プラザキサ®カプセル 75mg 137.9 円、110mg 242 円
- **作用時間**：1〜2 日。半減期 12〜17 時間。
- **用法・用量**：通常、成人にはダビガトランエテキシラートメタンスルホン酸塩として 1 回 150mg（75mg カプセルを 2 カプセル）を 1 日 2 回経口投与する。なお、必要に応じて、ダビガトランエテキシラートメタンスルホン酸塩として 1 回 110mg（110mg カプセルを 1 カプセル）を 1 日 2 回投与へ減量すること。
- **適応**：非弁膜症性心房細動の患者さんにおける虚血性脳卒中および全身性塞栓症の発症予防。
- **禁忌**：高度の腎障害（クレアチニンクリアランス〔Ccr〕30mL/min 未満）のある患者さん。
- **併用禁忌**：抗真菌薬であるイトラコナゾールなどは本剤の血中濃度を上昇させるため併用禁忌。
- **作用**：トロンビンを直接阻害し抗凝固作用を表す。
- **副作用**：重大な副作用として、出血、肝機能障害などがある。消化不良や食道炎、悪心などの消化器症状を生じることがある。

投与管理のポイント

- 110mg を 1 日 2 回もしくは 150mg1 日 2 回と 2 つの用量において効果が検討されており、低用量（110mg 2 回）はワルファリンカリウムと比較して非劣性、高用量（150mg を 2 回）は有意にイベントが少ないことが示されている[1]。
- DOAC（direct oral anticoagulants；直接経口抗凝固

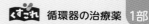

薬）のなかでも唯一中和剤イダルシズマブ（プリズバインド®）が日本で発売されており、ダビガトランエテキシラートメタンスルホン酸塩に対して特異的に作用して効果を中和する。

- 胸焼け、悪心、消化不良をきたすことがあり、そのため服用困難となる例もある。消化器症状の副作用はワルファリンカリウムよりも有意に多いことが知られており、服用した後にすぐに仰臥位にならないといった生活指導を行い、制酸剤を投与するとよいとされている。

くすこれ3ポイント!

① 中等度の腎機能障害（30mL/min ≦ Ccr ≦ 50mL/min）および70歳以上、消化管出血がある場合は110mgを1日2回に減量する。ほかのDOACがCcr 15mL/min以下で禁忌であることと違いCCr 30mL/min以下で禁忌となる。

② 現時点でDOACにおいて唯一中和剤が使用できる。

③ 消化器症状が出ることがあり、服薬指導をしっかりと行うことが大切である。

Topics

最初に発売されたDOACになる。活性化部分トロンボプラスチン時間（activated partial thromboplastin time；APTT）が目安となり、APTT>80では大出血が増えるため、APTTの過度の延長を認めた場合は減量、および中止を考慮する。また、心臓機械弁植え込み患者さんに対してダビガトランエテキシラートメタンスルホン酸塩はワルファリンカリウムと比較して有意に血栓性イベント、出血性イベントが多いとされ、機械弁を植え込んだ心房細動の患者さんには適応がない[2]。

（山本 大）

81. 一般名 リバーロキサバン

商品名：**イグザレルト®細粒分包**

内服 **イグザレルト®細粒分包**

- ●**薬価**：イグザレルト®細粒分包 10mg 397.1 円、15mg 567.9 円
- ●**作用時間**：1〜2 日。
- ●**用法・用量**：非弁膜症性心房細動の患者さんにおける虚血性脳卒中および全身性塞栓症の発症抑制：通常、成人にはリバーロキサバンとして 15mg を 1 日 1 回食後に経口投与する。なお、腎障害のある患者さんに対しては、腎機能の程度に応じて 10mg を 1 日 1 回に減量する。深部静脈血栓症および肺血栓塞栓症の治療および再発抑制：通常、成人には深部静脈血栓症または肺血栓塞栓症発症後の初期 3 週間はリバーロキサバンとして 15mg を 1 日 2 回食後に経口投与し、その後は 15mg を 1 日 1 回食後に経口投与する。
- ●**適応**：非弁膜症性心房細動の患者さんにおける虚血性脳卒中および全身性塞栓症の発症予防、静脈血栓症の治療および再発抑制。
- ●**禁忌**：中等度異常の肝障害（Child-Pugh 分類 B または C 相当）心房細動の場合。腎不全（クレアチニンクリアランス〔Ccr〕15mL/min 未満）の患者さん。静脈血栓症の場合は重度の腎障害（Ccr 30mL/min 未満）の患者さんなど。
- ●**併用禁忌**：アゾール系抗真菌薬および HIV プロテアーゼ阻害薬など。
- ●**作用**：Xa 因子を阻害。
- ●**副作用**：重大な副作用として、出血、肝機能障害、間質性肺炎などがある。

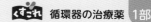

投与管理のポイント

●深部静脈血栓、肺血栓塞栓症ではリバーロキサバン15mgを1日2回を3週間、その後15mgを1日1回投与する。腎機能はCcr 30以上の患者さんに使用できる。心房細動ではCcr 50以上では15mg、Ccr 15〜49では10mgを1日1回投与する。腎機能Ccr 15以下は禁忌である。

●本剤の凝固能についてプロトロンビン時間（PT）時間がある程度相関するとされているが、標準化された指標はない。また、本剤の抗凝固作用を中和させる薬剤はない。投与中は急激なヘモグロビン値や血圧の低下などの出血傾向や貧血などの徴候を観察することが大切である。

くすこれ 3 ポイント!

❶ 心房細動だけでなく肺塞栓、深部静脈血栓症に対しても使用できる。その際には心房細動と用量が異なることに注意すること。

❷ 体重、腎機能、併用薬によって用量が決まる。

❸ ワルファリンカリウムと違って、PT-INRなど標準化された指標はない。

Topics リバーロキサバンは日本人を対象とした臨床試験 J-ROCKET AF においてワルファリンカリウムと比較して脳卒中、全身性塞栓症の低下を認め、出血リスクはワルファリンカリウムと同等であったとされている[1]。日本人でのデータが豊富なことが特徴である。

（山本 大）

第8章 抗血小板薬・抗凝固薬

82. 一般名 アピキサバン

商品名：エリキュース®錠

内服　エリキュース®錠

- **薬価**：エリキュース®錠 2.5mg 134.8 円、5mg 244.7 円
- **作用時間**：1～2 日。
- **用法・用量**：非弁膜症性心房細動患者さんにおける虚血性脳卒中および全身性塞栓症の発症抑制：通常、成人にはアピキサバンとして 1 回 5mg を 1 日 2 回経口投与する。なお、年齢、体重、腎機能に応じて、アピキサバンとして 1 回 2.5mg、1 日 2 回投与へ減量する。静脈血栓塞栓症（深部静脈血栓症および肺血栓塞栓症の治療および再発抑制：通常、成人にはアピキサバンとして 1 回 10mg を 1 日 2 回、7 日間経口投与した後、1 回 5mg を 1 日 2 回経口投与する。
- **適応**：非弁膜症性心房細動患者さんにおける虚血性脳卒中および全身性塞栓症の発症予防、静脈血栓症の治療および再発抑制
- **禁忌**：心房細動の場合。腎不全（クレアチニンクリアランス〔Ccr〕15mL/min 未満）の患者さん。静脈血栓症の場合は高度の腎障害（Ccr 30mL/min 未満）のある患者さん。
- **併用禁忌**：なし。
- **作用**：Xa 因子を阻害。
- **副作用**：重大な副作用として、出血、肝機能障害、間質性肺炎などがある。

投与管理のポイント

- 静脈血栓症においてはアピキサバン 1 回 10mg を 1 日 2 回 7 日間経口投与した後に、1 回 5mg を 1 日 2 回経口投与する。Ccr 30 未満の患者には投与できない。
- 心房細動においては 1 回 5mg を 1 日 2 回、もしくは 1 回 2.5mg を 1 日 2 回投与する。80 歳以上、体重 60kg

以下、血清クレアチニン 1.5mg/dL 以上の 3 項目のうち 2 項目以上に該当する患者さんは出血リスクが高く 1 回 2.5mg に減量することとされている。

- 一般的に DOAC（direct oral anticoagulants；直接経口抗凝固薬）の投与期間が長期間になると腎機能は徐々に低下するため、少なくとも 1 年に 1 回は腎機能の確認を行い、現在の処方薬および設定用量が適切かを再評価することが望ましいとされている。アピキサバンは血清クレアチニンが減量の指標に含まれており定期的に腎機能をチェックする必要がある。

くすこれ ③ ポイント!

❶ 心房細動だけでなく肺塞栓、深部静脈血栓症に対しても使用できる。その際には心房細動と用量が異なることに注意すること。

❷ 心房細動に対して投与する場合、3 項目の減量基準がある。

❸ 減量基準に血清クレアチニンが含まれており、定期的に採血でチェックが必要である。

Topics

アピキサバンは ARISTOTLE 試験においてワルファリンカリウムよりも脳卒中、全身性塞栓症の予防に優れ、出血が少なく、その結果、より低い死亡率を示している[1]。またアピキサバンはほかの DOAC と比較して腎からの排泄が少ないとされ、腎機能が低下した患者さんにおいてワルファリンカリウムと比較してより出血を抑えたというデータもある[2]。

(山本 大)

83. 一般名 エドキサバントシル酸塩水和物

商品名：リクシアナ®錠

内服　リクシアナ®錠

- ●**薬価**：リクシアナ®錠 30mg　411.3 円、60mg　416.8 円
- ●**作用時間**：1～2 日。
- ●**用法・用量**：1 回 60mg を 1 日 1 回経口投与する。腎機能、体重、併用薬に応じて 1 日 1 回 30mg に減量する。
- ●**適応**：非弁膜症性心房細動の患者さんにおける虚血性脳卒中および全身性塞栓症の発症予防、静脈血栓症の治療および再発抑制、下肢整形外科手術施行後の患者さんにおける静脈血栓塞栓症の発症抑制。
- ●**禁忌**：心房細動、静脈血栓症の患者さんでは腎不全（クレアチニンクリアランス〔Ccr〕15mL/min 未満）、下肢整形外科手術施行患者さんにおける静脈血栓症の発症抑制では高度の腎機能障害（Ccr 30mL/min 未満）のある患者さん。
- ●**併用禁忌**：なし。
- ●**作用**：Xa 因子を阻害。
- ●**副作用**：重大な副作用として、出血、肝機能障害、間質性肺炎などがある。

投与管理のポイント

- ●アピキサバン、リバーロキサバンと同様に心房細動だけでなく、静脈血栓症、肺塞栓症の再発、予防に対して適応がある。しかし、アピキサバン、リバーロキサバンにおいては肺塞栓、静脈血栓症に対して使用する場合、短期間倍量投与を行うが、エドキサバントシル酸塩水和物では通常用量の使用である。
- ●P 糖タンパク阻害作用のあるキニジン硫酸塩、ベラパミ

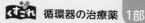

ル塩酸塩といった不整脈薬との併用の際はエドキサバントシル酸塩水和物の血中濃度が上昇するため 30mg に減量する必要がある。心房細動の際にベラパミル塩酸塩を投与することがあるため注意すること。

- DOAC（direct oral anticoagulants；直接経口抗凝固薬）のなかで1日1回投与の薬剤はエドキサバントシル酸塩水和物とリバーロキサバンであり、1日2回の薬剤はダビガトランエテキシラートメタンスルホン酸塩とアピキサバンになる。

第8章 抗血小板薬・抗凝固薬

くすこれ 3 ポイント!

❶ ほかの DOAC とは違い、心房細動だけでなく肺塞栓、深部静脈血栓症に対しても同じ薬剤用量で使用できる。

❷ 併用薬により用量を減量することがある。

❸ エドキサバントシル酸塩水和物は1日1回投与の DOAC である。

Topics

ほかの DOAC と同様にワルファリンカリウムとの比較試験が施行されており（ENGAGE AF 試験）、脳卒中や全身性塞栓症はワルファリンカリウムと比較して非劣性であり、大出血、心血管死はワルファリンカリウムと比較して優位に減少したという結果が出ている[1]。1日1回の投与でよいことが特徴である。

（山本 大）

84. 一般名 ヘパリンナトリウム

商品名：ヘパリンナトリウム注

点滴　注射　ヘパリンナトリウム注

- **薬価**：ヘパリンナトリウム注5千単位/5mL 170円
- **作用時間**：半減期30〜60分。
- **用法・用量**：点滴薬（静脈内点滴投与・静脈内間欠投与）・注射薬（皮下注射）。
- **適応**：①汎発性血管内血液凝固症候群の治療、血液透析・人工心肺そのほかの体外循環装置使用時の血液凝固の防止、血管カテーテル挿入時の血液凝固の防止、輸血および血液検査の際の血液凝固の防止。②血栓塞栓症（静脈血栓症、心筋梗塞症、肺塞栓症、脳塞栓症、四肢動脈血栓塞栓症、手術中・術後の血栓塞栓症など）の治療および予防。
- **禁忌**：出血中やヘパリン起因性血小板減少症（heparin-induced thrombocytopenia；HIT）の既往あり。
- **併用禁忌**：なし。
- **作用**：アンチトロンビンⅢと結合することにより、ほかの凝固因子を不活化して抗凝固作用を発揮する。
- **副作用**：出血、血小板減少、HIT など。

投与管理のポイント

- ヘパリンナトリウムを使用した手技完了後の止血や心タンポナーデとなった場合の止血のため、ヘパリンナトリウムの拮抗薬としてプロタミン硫酸塩が使用されるが、副作用として血圧低下、ショック様の症状などの循環抑制があるとされている。そのためプロタミン硫酸塩は緩徐に投与する必要がある。
- HIT とは血栓の予防・治療のために投与されたヘパリンナトリウムにより、免疫学的機序を介して血小板減少が

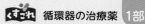

引き起こされ、時にトロンビンの過剰生産に起因する致死的な血栓塞栓症（脳梗塞、心筋梗塞など）を併発する重篤な疾患である[1]。特に HIT のなかには、過去のヘパリンナトリウム投与によって HIT 抗体を保持しているため、ヘパリンナトリウム再投与により 1 日以内に急激発症するタイプもあり、経皮的冠動脈形成術（PCI）中の血栓で気づかれることもある。PCI 中の血栓は致死的になることもあり、ヘパリンナトリウムの投与をただちに中止し、後述するアルガトロバン水和物を投与して過剰に産生されたトロンビンを処理することが大切である。

第8章　抗血小板薬・抗凝固薬

くすこれ 4 ポイント!

❶ 循環器治療のさまざまな場面で登場し、心臓カテーテル検査の際にも使用される。

❷ ヘパリンナトリウムの抗凝固作用を中和する場合は、プロタミン硫酸塩を投与する。

❸ 抗凝固作用は活性化部分トロンボプラスチン時間（APTT）に相関し、通常正常値の 2〜3 倍となるように投与量を調整する。

❹ ヘパリン起因性血小板減少症（HIT）という、ヘパリンによる副作用がある。

Topics

　エビデンスの説明：ヘパリンの効果には個人差があり、カテーテル治療などを行う際に効果判定として活性化凝固時間（activated clotting time；ACT）を測定することがある。疾患や手技により ACT の目標値は異なるが、PCI では ACT 250 以上、心房細動のアブレーションでは 300〜350 程度とすることが多い。

（山本 大）

85. 一般名 エノキサパリンナトリウム

商品名：**クレキサン®皮下注キット**

注射 クレキサン®皮下注キット

- **薬価**：クレキサン®皮下注キット 985 円
- **作用時間**：半減期 3.2 時間。
- **用法・用量**：通常、エノキサパリンナトリウムとして、1 回 2,000IU を、原則として 12 時間ごとに 1 日 2 回連日皮下注射する。
- **適応**：①以下の下肢整形外科手術施行患者さんにおける静脈血栓塞栓症の発症抑制：股関節全置換術、膝関節全置換術、股関節骨折手術。②静脈血栓塞栓症の発症リスクの高い、腹部手術施行患者さんにおける静脈血栓塞栓症の発症抑制。
- **禁忌**：腎機能異常（クレアチニンクリアランス 30mL/min 未満）、ヘパリン起因性血小板減少症（HIT）の既往あり、出血している患者さん、急性細菌性心内膜炎の患者さんなど。
- **併用禁忌**：なし。
- **作用**：アンチトロンビンと複合体を形成し、Xa 因子およびトロンビン阻害作用を示す。
- **副作用**：重大な副作用として、出血や肝機能異常、血小板減少症（特に HIT）などがある。

投与管理のポイント

- エノキサパリンナトリウムはヘパリンナトリウムのなかでも低分子ヘパリンナトリウムに属するが、ヘパリンナトリウムと違って Xa 因子への選択性が高く出血の副作用が少ないとされている。
- 整形外科、腹部外科手術の周術期静脈血栓塞栓症の予防のために使用するが、原則として術後 24〜36 時間に手術創などからの出血がないことを確認してから開始する。

● ヘパリンナトリウムと同様に、過量投与の際に本剤の効果を中和する場合にプロタミン硫酸塩が使用されるが、プロタミンは副作用として血圧低下、ショック様の症状などの循環抑制があるとされている。そのためプロタミン硫酸塩は緩徐に投与する必要がある。

くすこれ 3 ポイント!

❶ エノキサパリンナトリウムは低分子ヘパリンナトリウムであり、ヘパリンナトリウムと同様の機序で効果を発揮する。

❷ 皮下注射で使用でき、下肢整形外科、腹部手術後の静脈血栓塞栓症の発症予防に使用される。

❸ 本剤の作用を急速に中和させる必要がある場には、プロタミン硫酸塩を投与することがある。

Topics 腹部外科手術後の静脈血栓症の予防について日本での試験がされており、エノキサパリンナトリウム群と間欠的空気圧迫法施行群での比較で静脈血栓症の発生は 1.2% と 19.4% とエノキサパリンナトリウム群で有意に抑制されている。一方出血性の合併症は両群で有意な差はなかったという報告がある[1]。あくまで静脈血栓症の予防に使用する薬剤であり、治療に用いる薬剤ではない。

(山本 大)

86. 一般名 フォンダパリヌクスナトリウム

商品名：アリクストラ®皮下注

注射 アリクストラ®皮下注

- **薬価：**アリクストラ®皮下注 7.5mg 4,011 円、5mg 3,340 円、2.5mg 2,006 円
- **作用時間：**投与後約 2 時間で最高血中濃度に達し、消失半減期は約 14～17 時間である。
- **用法・用量：**静脈血栓症治療の場合：通常、成人には、フォンダパリヌクスナトリウムとして以下の用量を 1 日 1 回皮下投与する。体重 50kg 未満：5mg、体重 50～100kg：7.5mg、体重 100kg 超：10mg。発症抑制の場合：通常、成人には、フォンダパリヌクスナトリウムとして 2.5mg を 1 日 1 回皮下投与する。なお、腎障害のある患者さんに対しては、腎機能の程度に応じて 1.5mg1 日 1 回に減量する。
- **適応：**静脈血栓塞栓症（DVT）の発症リスクの高い下肢整形外科手術および腹部手術施行における DVT の発症抑制、急性肺塞栓症および深部静脈血栓症の治療。
- **禁忌：**腎機能障害（クレアチニンクリアランス 20mL/min 未満、急性肺塞栓症および深部静脈血栓症の場合はクレアチニンクリアランス 30mL/min 未満）や出血中、急性細菌性心内膜炎の患者さん。
- **併用禁忌：**なし。
- **作用：**間接的 Xa 阻害薬。
- **副作用：**重大な副作用として、出血や肝機能異常などがある。

投与管理のポイント
- 静脈血栓症の治療の場合は体重によって必要用量が異なる。腹部外科、整形外科術後の静脈血栓症の発症抑制の場合と使用用量が異なるので注意すること。

●ヘパリンナトリウムと比べて作用に個人差が少なく、皮下投与でき、採血でのモニタリングも不要なことから使用が簡便である。急性肺塞栓、深部静脈血栓症に対してヘパリンナトリウム / ワルファリンナトリウム治療と同等の有効性と安全性が示されている[1]。

●腎臓から排泄されるため Ccr 30 未満は禁忌であることに注意すること。

くすこれ ③ ポイント!

❶ DVT の治療だけでなく腹部手術、下肢整形外科手術後の深部静脈血栓の予防に対しても使用される。

❷ 皮下注で使用できる。ショックや低血圧が遷延するような血行動態が不安定な患者さんまたは血栓溶解剤の使用や肺塞栓摘出術が必要な患者さんに対する有効性および安全性は確認されていない。

❸ ヘパリンナトリウムと違い投与後の活性化部分トロンボプラスチン時間(APTT)の測定などによる用量調整などはない。

Topics

下肢、腹部手術における DVT の予防に対しても使用でき、人工膝関節置換術(TKA)後の無症候性 DVT において出血発生率を上昇させることなく 65.3%〜16.2% へと著しく低下させたという報告がある[2]。作用機序として DOAC(direct oral anticoagulants;直接経口抗凝固薬)と同じ Xa 阻害薬である。

(山本 大)

87. 一般名 モンテプラーゼ

商品名: **クリアクター®静注用**

点滴　クリアクター®静注用

- **薬価**: クリアクター®静注用 40 万単位 42,858 円、80 万単位 77,749 円
- **作用時間**: 投与開始 5 分でピークに達する。半減期 23.6 分。
- **用法・用量**: 静脈内点滴投与。①急性心筋梗塞における冠動脈血栓の溶解（発症後 6 時間以内）：通常、成人には体重 kg あたりモンテプラーゼ（遺伝子組換え）として 27,500IU を静脈内投与する。②不安定な血行動態を伴う急性肺塞栓症における肺動脈血栓の溶解：通常、成人には体重 kg あたりモンテプラーゼ（遺伝子組換え）として 13,750〜27,500IU を静脈内投与する。なお、1 回最大投与量は 27,500IU/kg までとする。
- **適応**: ①急性心筋梗塞における冠動脈血栓の溶解（発症後 6 時間以内）。②不安定な血行動態を伴う急性肺塞栓症における肺動脈血栓の溶解。
- **禁忌**: 消化管出血や尿路出血、後腹膜出血、頭蓋内出血中。2 カ月以内に頭蓋内および脊髄手術をしている場合。頭蓋内腫瘍、動静脈奇形、動脈瘤、出血素因、重篤な高血圧。
- **併用禁忌**: デフィブロチドナトリウム。
- **作用**: プラスミノゲンをプラスミンに活性化することでフィブリンを分解し、血栓を溶かす。
- **副作用**: 重大な副作用として、出血性ショックを含む重篤な出血などがある。

投与管理のポイント

- 急性心筋梗塞に対して日本では多くの場合、緊急経皮的冠動脈形成術（PCI）が施行されておりモンテプラーゼを使用することはまれである。そのため、モンテプラー

ゼの使用は急性肺血栓塞栓症に対して主に行われている。血圧が正常な場合は抗凝固療法が選択され、ショック、低血圧が遷延する肺血栓塞栓症に対して禁忌がなければモンテプラーゼの投与を行う。

● 血栓溶解療法の重大な合併症は出血であり、投与した患者の14%に重症出血を認めたとされ、未分画ヘパリンで治療した場合の2倍の発生率があるとされている[1]。補助循環を使用した場合は穿刺部からの出血、ほかにも頭蓋内出血などがあり投与前に禁忌がないことを素早く確認する必要がある。

● 重症の急性肺血栓塞栓症では心停止に至ることもまれでないため、経皮的心肺補助装置（PCPS）などの補助循環を使用した上でモンテプラーゼを投与することがある。その際は、穿刺部からの出血に特に注意すること。

くすこれ ③ ポイント!

❶ 何らかの理由でPCIを行わない急性心筋梗塞の場合や血行動態が不安定な（心原性ショックを伴う）急性肺血栓塞栓症の場合に使用する。

❷ 出血の副作用が多いため、頻回の血液検査でヘモグロビン値、血小板数をモニタリングする必要がある。

❸ PCPSなどの補助循環を挿入している場合は、特に穿刺部の観察をして出血の有無を確認することが大切である。

Topics

急性肺血栓塞栓症において、血栓溶解療法による血行動態の改善効果は抗凝固療法に比べて優れており、ショックを伴う重症例や、重症化のリスクの高い患者さんにおいては血栓溶解療法の適応を素早く選択しなければいけない。

(山本 大)

88. 一般名 アルガトロバン水和物

商品名：ノバスタン®HI 注

点滴　ノバスタン®HI 注

- ●**薬価**：ノバスタン®HI 注 10mg 1,820 円
- ●**用法・用量**：静脈内点滴投与。
- ●**作用時間**：半減期 50 分。
- ●**適応**：①以下の疾患に伴う神経症候（運動麻痺）、日常生活動作（歩行、起立、坐位保持、食事）の改善：発症後 48 時間以内の脳血栓症急性期（ラクネを除く）。②慢性動脈閉塞症（バージャー病・閉塞性動脈硬化症）における四肢潰瘍、安静時疼痛ならびに冷感の改善。③以下の患者さんにおける血液体外循環時の灌流血液の凝固防止（血液透析）：先天性アンチトロンビンⅢ欠乏の患者さん、アンチトロンビンⅢ低下を伴う患者さん（アンチトロンビンⅢが正常の 70%以下に低下し、かつ、ヘパリンナトリウム、ヘパリンカルシウムの使用では体外循環路内の凝血〔残血〕が改善しないと判断されたもの）、ヘパリン起因性血小板減少症（HIT）Ⅱ型の患者さん。④ HIT Ⅱ型（発症リスクのある場合を含む）における経皮的冠動脈形成術（PCI）施行時の血液の凝固防止。⑤ HIT Ⅱ型における血栓症の発症抑制。
- ●**禁忌**：頭蓋内出血や出血性脳梗塞など出血中、重篤な意識障害を伴う脳梗塞。
- ●**作用**：トロンビンを選択的かつ直接的に阻害してアンチトロンビンに依存せず抗凝固活性を発揮する。
- ●**副作用**：重大な副作用として、出血性脳梗塞や消化管出血、肝機能障害などがある。

投与管理のポイント
- ●アルガトロバン水和物の循環器領域の使用で最も大切な

ことは HIT の治療への使用である。HIT とは血栓の予防・治療のために投与されたヘパリンにより、免疫学的機序を介して血小板減少が引き起こされ、時にトロンビンの過剰生産に起因する致死的な血栓塞栓症（脳梗塞、心筋梗塞など）を併発する重篤な疾患である。特に HIT のなかには、過去のヘパリン投与により HIT 抗体を保持しているため、ヘパリン再投与により 1 日以内に急激発症するタイプもあり、PCI 中の血栓で気づかれることもある。

● PCI 中の血栓は致死的になることもあり、ヘパリンの投与をただちに中止しアルガトロバン水和物の投与で過剰に産生されたトロンビンを処理することが大切である。

くすこれ ３ ポイント!

❶ HIT という、ヘパリンによる副作用で起こる血栓塞栓症の治療に使用する。

❷ 持続投与中は活性化部分トロンボプラスチン時間（APTT）のモニタリングが必要になる。APTT が投与前の 1.5〜3.0 倍になるように投与量を調整する。

❸ 冠動脈造影検査（CAG）、PCI の際に HIT が起こると、心臓カテーテル検査室で使用することがある。

Topics

HIT 情報センターによると、PCI 中のアルガトロバン水和物投与量は初期量 0.1mg/kg をボーラス投与し、維持量として 6 μg/kg/min を PCI 終了後 4 時間くらいまで継続し、以降は 0.7 μg/kg/min で APTT を指標として調整し、2、3 日投与することを推奨している[1]。

（山本 大）

89. 一般名 ボセンタン水和物

商品名：トラクリア®錠

内服 トラクリア®錠

- ●**薬価**：トラクリア®錠 62.5mg 3,860.9 円
- ●**効果発現までの時間・作用時間**：単回投与では、内服後速やかに上昇し、投与後 3〜4 時間で最大となる。
- ●**用法・用量**：1 回 62.5mg を 1 日 2 回朝夕食後に経口投与から開始、投与 5 週目から 1 回 125mg に増量する。
- ●**適応**：肺動脈性肺高血圧症（WHO 機能分類クラスⅡ、ⅢおよびⅣ）。全身性強皮症における手指潰瘍の発症抑制（ただし手指潰瘍を現在有している、または手指潰瘍の既往歴のある場合に限る）。
- ●**禁忌**：①妊婦または妊娠している可能性のある女性。②中等度あるいは重度の肝障害のある患者さん。③シクロスポリンまたはタクロリムス水和物を投与中の患者さん（本剤の血中濃度が上昇し、副作用が発現する危険性あり）。④グリベンクラミドを投与中の患者さん（本剤との併用により肝機能障害の発現率が上昇する）
- ●**慎重投与**：①投与開始前に肝機能障害を有する患者さん。②高齢者。③低血圧の患者さん。④ワルファリンカリウムを投与中の患者さん（本剤との併用によりワルファリンカリウムの効果が減弱することがあるので、用量調整が必要）。
- ●**併用禁忌**：シクロスポリン、タクロリムス水和物、グリベンクラミド。
- ●**作用**：強力な血管収縮作用をもつエンドセリン -1（ET-1）の受容体に結合し、血管拡張を通して肺動脈圧を低下させる。ET 受容体拮抗薬（ERA）と呼ばれている。
- ●**副作用**：頭痛、肝機能障害、筋痛、倦怠感、汎血球減少、貧血、

便秘、めまい、動悸、鼻出血、紅潮、ほてり、下肢浮腫、心不全の悪化など。

投与管理のポイント

●肺動脈性肺高血圧症の患者さんでは血管収縮作用をもつET-1 の発現が亢進し、拡張作用をもつプロスタサイクリン（PGI$_2$）と一酸化窒素（NO）の発現が低下している。ET-1 を抑えることにより、全身の血管拡張から血圧低下や紅潮、ほてりの副作用を認める場合がある。

●また、肺静脈が閉塞するタイプの肺高血圧症では、肺水腫を誘発することがあり、注意が必要である。副作用を少なくするために、少量より投与を行い症状、忍容性などを確認し、増量する。

くすこれ ❸ ポイント!

❶ 肝機能障害の発生頻度は 10% 程度と多く、定期的な採血検査が必要。

❷ 内服により心不全が増悪することがあるので、体重の増加や心不全症状出現の有無などをチェックする。

❸ 動物実験で催奇形性が報告されており、妊娠を避ける、授乳も避けるなどの患者さん指導を行う。

Topics

ボセンタン水和物は薬物相互作用や肝障害の発現などの問題点があり、最近では新規に ERA が複数発売されている [1]。

（石木良治）

90. 一般名 アンブリセンタン

商品名：**ヴォリブリス錠**

内服　ヴォリブリス錠

- **薬価**：2.5mg 錠　5,143.8 円
- **効果発現までの時間・作用時間**：単回投与では、内服後速やかに上昇し投与後 2〜2.5 時間で最大となる。
- **用法・用量**：1 回 5mg を 1 日 1 回経口投与する。なお、症状に応じて 1 日 10mg を超えない範囲で適宜増量する。
- **適応**：肺動脈性肺高血圧症。
- **禁忌**：①妊婦または妊娠している可能性のある女性。②重度の肝障害のある患者さん。
- **慎重投与**：①重度の貧血の患者さん：貧血悪化の恐れあり。②間質性肺炎の患者さん。③肺静脈閉塞性疾患を有する患者さん：本剤を投与しないことが望ましい。④出血の危険因子を有する患者さん。⑤重度の腎障害のある患者さん：対象とした臨床試験はない。⑥中等度の肝障害のある患者さん。
- **作用**：強力な血管収縮作用をもつエンドセリン -1（ET-1）の受容体に結合し、血管拡張を通して肺動脈圧を低下させる。
- **副作用**：頭痛、潮紅、鼻閉、鼻出血、めまい、動悸、低血圧、貧血、下肢浮腫、心不全の悪化、間質性肺炎など。

投与管理のポイント

- 日本循環器学会の肺高血圧症治療ガイドライン（2017 年改訂版）では、NYHA/WHO 機能分類Ⅰ度であっても平均肺動脈圧が高い症例については、肺血管拡張薬を考慮すべきとしている。アンブリセンタンは NYHA/WHO 機能分類Ⅰ度の患者さんにも、適応がある（逆に NYHA/WHO 機能分類Ⅳ度には適応がない）。
- アンブリセンタンは後述のホスホジエステラーゼ（PDE）

阻害薬との相互作用が少なく、利用しやすい面がある[1]。

くすこれ3ポイント!

❶ ボセンタン水和物に比べ肝機能障害の発現頻度は低率だが、定期的な肝機能のチェックは必要。

❷ ボセンタン水和物に比べ薬物相互作用は少なく、併用注意薬はシクロスポリンのみ。

❸ 特発性肺線維症の病態増悪リスクがあり注意が必要。

（石木良治）

91。一般名 マシテンタン

商品名：**オプスミット®錠**

内服　オプスミット®錠

- **薬価**：オプスミット®錠 10mg 14,042.8 円
- **効果発現までの時間・作用時間**：単回投与では、内服後速やかに上昇し投与後 5 時間で最大となる。
- **用法・用量**：1 回 10mg を 1 日 1 回経口投与する。
- **適応**：肺動脈性肺高血圧症（WHO 機能分類クラス I における有効性および安全性は確立していない）。
- **禁忌**：①妊婦または妊娠している可能性のある女性。②重度の肝障害のある患者さん。③強い CYP3A4 誘導剤（リファンピシン、セイヨウオトギリソウ含有食品、カルバマゼピン、フェニトイン、フェノバルビタールナトリウム、リファブチン）を投与中の患者さん。
- **慎重投与**：①投与開始前の肝酵素（AST、ALT）値のいずれかまたは両方が基準値上限の 3 倍を超える患者さん。②透析中の患者さん。③重度の貧血のある患者さん。④低血圧の患者さん。
- **作用**：強力な血管収縮作用をもつエンドセリン-1（ET-1）の受容体に結合し、血管拡張を通して肺動脈圧を低下させる。
- **副作用**：頭痛、潮紅、貧血、浮腫など。

投与管理のポイント

- マシテンタンは、2015 年より日本でも使用が可能となった 3 剤目のエンドセリン受容体拮抗薬（ERA）である。副作用が少なく効果も高いとされている。特に組織移行性と組織親和性が高く、長時間にわたり安定した効果が期待できる。従来の肺血管拡張薬の臨床治験とは異なり、臨床的悪化を主要評価項目とした前向き臨床研究におい

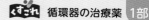

て、効果が示されている¹⁾。

くすこれ ③ ポイント!

❶ ボセンタン水和物に比べ肝機能障害の発現頻度は低率だが、定期的な肝機能のチェックは必要である。

❷ ワルファリンカリウム、シクロスポリンの薬剤との併用において用量調整の必要はない。

❸ セイヨウオトギリソウを含む健康食品やハーブティーは、本剤の効果に影響を及ぼすため、避けるように説明すること。

（石木良治）

第9章　肺高血圧症治療薬

92. 一般名 シルデナフィルクエン酸塩

商品名：**レバチオ®錠**

内服　レバチオ®錠

- **薬価：** レバチオ®錠 20mg 1,263.1 円
- **用法・用量：** 1 回 20mg を 1 日 3 回経口投与する。
- **適応：** 肺動脈性肺高血圧症（WHO 機能分類クラス I における有効性および安全性は確立していない）。
- **禁忌：** ①硝酸薬あるいは一酸化窒素（NO）供与薬（ニトログリセリン、亜硝酸アミル、硝酸イソソルビド、ニコランジルなど）を投与中の患者さん：過度に血圧を下降させることがある。②重度の肝障害のある患者さん（Child-Pugh Class C）：本剤の血漿中濃度が上昇する可能性がある。③ヒト免疫不全ウイルス（HIV）治療薬（リトナビル含有製剤、ダルナビル含有製剤、インジナビル、コビシスタット含有製剤）、イトラコナゾール、アミオダロン塩酸塩（経口薬）、可溶性グアニル酸シクラーゼ（sGC）刺激剤（リオシグアト）を投与中の患者さん。
- **慎重投与：** ①脳梗塞・脳出血または心筋梗塞の既往歴が最近 6 カ月以内にある患者さん。②出血性疾患または消化性潰瘍のある患者さん。③低血圧（血圧 <90/50mmHg）、体液減少、重度左室流出路閉塞、自律神経機能障害などが認められる患者さん：本剤の血管拡張作用によりこれらの基礎疾患を増悪させる恐れがある。④網膜色素変性症の患者さん：ホスホジエステラーゼ（PDE）の遺伝的障害をもつ症例が少数認められている。⑤陰茎の構造上欠陥（屈曲、陰茎の線維化、ペロニー病など）のある患者さん。⑥鎌状赤血球貧血、多発性骨髄腫、白血病などの患者さん。⑦肺静脈閉塞性疾患を有する患者さん。⑧出血の危険因子（ワルファリンカリウムや抗血小板薬内服中、結合組織疾患に伴う血小板機能異常）を保有している肺動脈性肺高

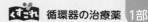

血圧症の患者さん。⑨重度の腎機能障害（Ccr<30mL/min）のある患者さん：血漿中濃度が上昇。⑩中等度または軽度の肝機能障害のある患者さん：血漿中濃度が上昇。

- **作用**：肺血管内の cGMP を分解する PDE-5 を阻害することにより、肺動脈を拡張する。前述の NO 系に作用する薬剤である。

- **副作用**：頭痛、潮紅、消化不良、悪心、下痢、低血圧、ほてり、四肢痛、鼻出血、視覚障害など。

投与管理のポイント

- 肺高血圧治療薬は、ET-1 を抑える薬剤、NO 系に作用する薬剤、プロスタグランジン系に作用する薬剤と 3 系統ある。単剤では十分な治療効果が得られない場合が多く、2 剤や 3 剤の異なる作用機序をもつ治療薬の併用療法が広く行われている[1]。薬物代謝酵素に大きく関与するエンドセリン受容体拮抗薬（ERA）および PDE-5 阻害薬を併用療法に用いる場合は、十分な考慮が必要である。

くすこれ 3 ポイント！

❶ 勃起不全治療薬であるバイアグラ®は同じ成分の薬剤である。

❷ 内服後、勃起が長時間続く可能性がある。勃起が 4 時間以上持続する症状が見られた場合、ただちに医師の診断を受けるよう指導する。

❸ めまいや視覚障害、色視症、霧視などが認められているので自動車の運転や機械の操作に従事する場合、注意するように指導する。

(石木良治)

93. 一般名 タダラフィル

商品名：アドシルカ®錠

内服 アドシルカ®錠

- **薬価**：アドシルカ®錠 20mg 1,802.8 円
- **用法・用量**：1 回 40mg を 1 日 1 回経口投与する。ただし、軽度または中等度の腎障害のある患者さんでは、1 日 1 回 20mg を投与する。
- **適応**：肺動脈性肺高血圧症（WHO 機能分類クラス I における有効性および安全性は確立していない）。
- **禁忌**：①硝酸薬あるいは一酸化窒素（NO）供与薬（ニトログリセリン、亜硝酸アミル、硝酸イソソルビド、ニコランジルなど）を投与中の患者さん：過度に血圧を下降させることがある。②可溶性グアニル酸シクラーゼ（sGC）刺激剤（リオシグアト）を投与中の患者さん。③重度の腎障害のある患者さん。④重度の肝障害のある患者さん。⑤ CYP3A4 を強く阻害する薬剤（イトラコナゾール、リトナビル含有製剤、アタザナビル、インジナビル、ネルフィナビルメシル酸塩、サキナビル、ダルナビル含有製剤、クラリスロマイシン、テラプレビル、コビシスタット含有製剤）を投与中の患者さん。⑥ CYP3A4 を強く誘導する薬剤（リファンピシン、フェニトイン、カルバマゼピン、フェノバルビタールナトリウム）を長期的に投与中の患者さん。
- **慎重投与**：①脳梗塞・脳出血または心筋梗塞の既往歴が最近 6 カ月以内にある患者さん。②コントロール不良の不整脈、低血圧（血圧 <90/50mmHg）またはコントロール不良の高血圧（安静時血圧 >170/100mmHg）のある患者さん。③網膜色素変性症の患者さん：ホスホジエステラーゼ（PDE）の遺伝的障害をもつ症例が少数認められている。④陰茎の構造上欠陥

（屈曲、陰茎の線維化、ペロニー病など）のある患者さん。⑤持続勃起症の素因となり得る疾患（鎌状赤血球性貧血、多発性骨髄腫、白血病など）のある患者さん。⑥出血性疾患または消化性潰瘍のある患者さん。⑦肺静脈閉塞性疾患を有する患者さん。⑧重症の左室流出路閉塞、体液減少、自律神経障害に伴う低血圧や安静時低血圧などを有する患者さん。出血性疾患または消化性潰瘍のある患者さん。⑨出血の危険因子（ワルファリンカリウムや抗血小板薬内服中、結合組織疾患に伴う血小板機能異常）を保有している肺動脈性肺高血圧症の患者さん。⑩重度の腎機能障害のある患者さん：血漿中濃度が上昇、透析で除去されない。⑪中等度または軽度の肝機能障害のある患者さん：血漿中濃度が上昇。

● **作用**：肺血管内の cGMP を分解する PDE-5 を阻害することにより、肺動脈を拡張する。前述の NO 系に作用する薬剤である。

● **副作用**：頭痛、潮紅、消化不良、悪心、下痢、低血圧、ほてり、四肢痛、鼻出血、霧視など。発疹、蕁麻疹、顔面浮腫、剥脱性皮膚炎、スティーブンス・ジョンソン症候群などの過敏症が現れることがある。

投与管理のポイント

● 勃起不全治療薬であり、勃起が長時間続く可能性がある。勃起が 4 時間以上持続する症状が見られた場合、ただちに医師の診断を受けるよう指導する。

● また、めまいや視覚障害が出現する可能性があり、自動車の運転や機械の操作に従事する場合、注意するように指導する。

くすこれ ③ ポイント!

❶ 前述のシルデナフィルクエン酸塩と同様に、PDE-5 阻害薬特有の注意が必要である。
❷ タダラフィルは有効血中濃度が長時間持続することから、1日1回投与による有効性が期待される。
❸ 食事摂取による薬物動態への影響を受けない。

Topics

肺高血圧症の治療として、初期から複数の治療薬を使用する初期併用療法が予後を改善する可能性が近年示されている。タダラフィルはアンブリセンタンとの併用で良好な成績を示した[1]。

(石木良治)

くすこれ メモ

....
....
....
....
....
....
....
....
....
....
....
....
....
....
....
....
....
....
....
....
....
....
....
....
....
....

第9章 肺高血圧症治療薬

94. 一般名 リオシグアト

商品名：**アデムパス®錠**

内服　アデムパス®錠

- **薬価**：アデムパス®錠 2.5mg 3,429.3 円
- **用法・用量**：1 回 1.0mg 1 日 3 回経口投与から開始する。低血圧症状を示さない場合には、2 週間間隔で 1 回用量を 0.5mg ずつ増量するが、最高用量は 1 回 2.5mg 1 日 3 回までとする。
- **適応**：外科的治療不適応または外科的治療後に残存・再発した慢性血栓塞栓性肺高血圧症。肺動脈性肺高血圧症（WHO 機能分類クラスⅣにおける有効性および安全性は確立していない）。
- **禁忌**：①妊婦または妊娠している可能性のある女性。②重度の肝機能障害（Child-Pugh 分類 C）のある患者さん：本剤の血中濃度が著しく上昇する恐れがある。③重度の腎機能障害（Ccr<15mL/min）のある、または透析中の患者さん：本剤の血中濃度が著しく上昇する恐れがある。④硝酸剤または一酸化窒素（NO）供与薬（ニトログリセリン、亜硝酸アミル、硝酸イソソルビド、ニコランジルなど）を投与中の患者さん：過度な血圧低下をきたす恐れがある。⑤ホスホジエステラーゼ（PDE-5）阻害薬を投与中の患者さん：症候性低血圧を起こすことがある。⑥アゾール系抗真菌薬（イトラコナゾール、ボリコナゾール）、ヒト免疫不全ウイルス（HIV）プロテアーゼ阻害薬（リトナビル、ロピナビル・リトナビル、インジナビル、アタザナビル硫酸塩、サキナビル）、パリタプレビル・リトナビルを投与中の患者さん：本剤の血中濃度が著しく上昇する恐れがある。
- **慎重投与**：①抗凝固療法中の患者さん：気道出血が起こる可能

性が高くなる。②軽度または中等度の肝機能障害（Child-Pugh
分類 A または B）のある患者さん。③腎機能障害（Ccr 15〜
80mL/min）のある患者さん。④投与前の収縮期血圧が
95mmHg 未満の患者さん。⑤高齢者。

● **作用**：可溶性グアニル酸シクラーゼ（sGC）を直接刺激し、
肺血管内の cGMP の産生を促進し、肺動脈を拡張する。前述
の NO 系に作用する薬剤である。

● **副作用**：頭痛、消化不良、浮動性めまい、低血圧、喀血、肺出
血など。

投与管理のポイント

● 肺高血圧症分類の第 4 群である慢性血栓塞栓性肺高血圧
症（CTEPH）と第 1 群である肺動脈性肺高血圧症（PAH）
2 つの疾患に適応を有する唯一の経口肺高血圧治療薬で
ある。

くすこれ ③ ポイント!

❶ 少量から開始し、漸増する薬剤である。患者さんご
とに至適投与量を設定する。

❷ 全身の血管も拡張するため、血圧低下を認める。過
度な血圧低下がないか注意が必要である。

❸ 胎児に影響を及ぼす可能性があるため、本剤の内服
中は避妊が必要である。また、授乳の安全性も確立
していないため、授乳も行わないように説明する。

Topics

NO 非依存性に作用するため、PDE-5 阻害薬の
効果がない症例にも改善が期待できる。RESPITE 試験では、
PDE-5 阻害薬からの切り替えで自覚症状の改善を認めた[1]。

（石木良治）

95. 一般名 ベラプロストナトリウム

商品名：ケアロード®LA 錠、ドルナー®錠、ベラサス®LA 錠

内服　ケアロード®LA 錠　ドルナー®錠　ベラサス®LA 錠

- **薬価：**ケアロード®LA 錠 60μg 241.9 円、ドルナー®錠 20μg 39.6 円、ベラサス®LA 錠 60μg 244.3 円
- **用法・用量：**ケアロード®LA 錠、ベラサス®LA 錠：ベラプロストナトリウムとして 1 日 120μg を 2 回に分けて朝夕食後に経口投与することから開始し、症状（副作用）を十分観察しながら漸次増量する。最大 1 日 360μg まで。ドルナー®錠：ベラプロストナトリウムとして 1 日 120μg を 3 回に分けて食後に経口投与することから開始し、症状（副作用）を十分観察しながら漸次増量する。最高用量は 1 日 180μg まで。
- **適応：**肺動脈性肺高血圧症（原発性肺高血圧症および膠原病に伴う肺高血圧症以外の肺動脈性肺高血圧症における有効性・安全性、WHO 機能分類クラスⅣにおける有効性および安全性は確立していない）。
- **禁忌：**①出血している患者さん：出血を増大させる恐れがある。②妊婦または妊娠している可能性のある女性。
- **作用：**プロスタサイクリン（PGI₂）経路に作用し、肺動脈を拡張する。ケアロード®、ベラサス®は経口 PGI₂ 誘導体徐放性製剤であり、体内の不足した PGI₂ を補充する。
- **副作用：**頭痛、顔面紅潮、ほてり、嘔気、倦怠感、下痢、動悸、腹痛など。

投与管理のポイント

- 有用性・有効性がそれほど確立されておらず、日本循環器学会の肺高血圧症治療ガイドライン上はクラスⅡbに位置づけられている[1]。

くすこれ ③ ポイント!

❶ PGI₂ は血中半減期が 3 分と短く、誘導体や徐放製剤と併用することにより薬理効果を示している。徐放剤の作用は、投与後 12 時間程度持続する。

❷ PGI₂ は血小板凝集抑制作用もあり、出血の危険性を考慮する必要がある。

❸ 妊娠中の安全性は確立されていないので、妊娠または妊娠している可能性のある女性には、投与できない。

(石木良治)

第9章 肺高血圧症治療薬

96. 一般名 エポプロステノールナトリウム

商品名：**静注用フローラン、エポプロステノール静注用**

注射 静注用フローラン エポプロステノール静注用

- **薬価**：静注用フローラン 1.5mg 1 瓶 19,643 円
- **用法・用量**：本剤は専用溶解液を用いて溶解し、静脈内投与を行う。体内消失半減期が 3 分以内と短いため、持続静脈内投与を行う。また強アルカリ性（pH12）であるため、中心静脈への投与が必要。通常、ヒックマンカテーテルなどの中心静脈カテーテルを留置し、専用の携帯型精密持続輸液ポンプで 24 時間持続投与を行う。1ng/kg/min 程度の低用量から開始し、忍容性を確認しながら増量する。半年程度かけ徐々に増量し、患者ごとに適切な量を設定する。
- **適応**：肺動脈性肺高血圧症。
- **禁忌**：①本剤の成分に対し過敏症の既往歴のある患者さん。②右心不全急性増悪時の患者さん：その病態をさらに悪化させる恐れがある。③重篤な左心機能障害のある患者さん：その病態をさらに悪化させる恐れがある。④重篤な低血圧の患者さん：その病態をさらに悪化させる恐れがある。⑤用量設定期（投与開始時）に肺水腫が増悪した患者さん。
- **作用**：プロスタサイクリン（PGI$_2$）製剤である。PGI$_2$ が血管平滑筋に直接作用し、肺動脈を拡張する。
- **副作用**：ショック状態（過度の血圧低下から徐脈、ショック状態となることがある）、肺水腫、甲状腺機能亢進症、血小板減少、潮紅、動悸、低血圧、顎痛、頭痛など。

投与管理のポイント

- 日本循環器学会のガイドライン上、WHO 機能分類 Ⅳ度の症例に関しては、本剤の使用が唯一クラス I として認定されている。

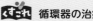
くすこれ ③ ポイント!

❶ PGI₂製剤である静注用フローランは、肺動脈性肺高血圧症に対する治療の突破口となった薬剤である。めざましい治療効果を上げてきている。

❷ プロスタグランジン系の静注・皮下注製剤を開始する場合には、十分な経験が必要なため、専門施設への紹介が望ましい。

❸ 薬剤調整後にすぐに投与を開始しない場合は、溶解液を冷蔵保存（2〜8℃）することが必要。また、投与中も35℃を超える場合は、持ち運び用バッグに薬液を冷却するための保冷剤が必要である。

Topics

WHO機能分類Ⅲ度の症例の一部は、内服治療に抵抗性を示すため、早めの本剤導入により予後改善が期待できる[1]。

(石木良治)

第9章 肺高血圧症治療薬

97. 一般名 トレプロスチニル

商品名：トレプロスト®注射液

注射　トレプロスト®注射液

- **薬価：**トレプロスト®注射液 20mg 1 瓶 173,512 円
- **用法・用量：**専用の携帯型精密輸液ポンプを用いて中心静脈に、あるいは精密持続点滴装置を使用して皮下に、24 時間持続投与を行う。トレプロスチニルとして 1.25ng/kg/min（全身性の副作用が強い場合は 0.625 ng/kg/min）の投与速度で投与を開始する。その後、忍容性を確認しながら、1 週間以上の間隔を開け、徐々に増量する。必要量はエポプロステノールナトリウムの 1.2〜3 倍と報告されている。
- **適応：**肺動脈性肺高血圧症（WHO 機能分類クラスⅡ、ⅢおよびⅣ）
- **禁忌：**①本剤の成分に対し過敏症の既往歴のある患者さん。②右心不全急性増悪時の患者さん：その病態をさらに悪化させる恐れがある。③重篤な左心機能障害のある患者さん：その病態をさらに悪化させる恐れがある。④重篤な低血圧の患者さん：その病態をさらに悪化させる恐れがある。
- **作用：**プロスタサイクリン（PGI$_2$）の誘導体である。PGI$_2$ と同様に、血管拡張作用、血小板凝集抑制作用および肺動脈平滑筋細胞の増殖抑制作用を示す。消失半減期は 0.8〜4.6 時間とエポプロステロールナトリウムに比べて長く、室温下でも安定している。
- **副作用：**血圧低下、失神、出血、血小板減少、甲状腺機能亢進症、血流感染（持続静脈投与時）、持続皮下投与時の注射部位局所反応（疼痛、紅斑、腫脹、熱感など）。

投与管理のポイント
- 突然の投与中止は急激な肺高血圧症悪化につながり、生

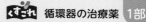

命に関わる可能性があるため、絶対に避けるように指導
が必要である。

くすこれ 3 ポイント!

❶ 皮下投与の場合、注射部位の疼痛は必発で、投与前
に説明しておく必要がある。疼痛は適宜鎮痛薬での
対応が必要である。

❷ 本剤は pH6.1〜6.6 と中性に近いため、静脈投与時
の血流感染はエポプロステノールナトリウムに比べ
高頻度に発生する。そのため、カテーテル管理、薬
液作成時のより徹底した衛生管理が必要である。

❸ 製剤の安定性から、薬液交換頻度はエポプロステロ
ールナトリウムに比べ長く、皮下投与で 72 時間ご
と、静脈投与で 48 時間ごとである。

(石木良治)

第9章　肺高血圧症治療薬

98. 一般名 イロプロスト

商品名：ベンテイビス®吸入液

吸入　ベンテイビス®吸入液

- **薬価**：ベンテイビス®吸入液 10μg 1mL 1 管 2,255.5 円
- **用法**：初回は 1 回 2.5μg を専用の吸入器（I-neb AAD ネブライザ）により吸入し、忍容性を確認した上で 2 回目以降は 1 回 5.0μg に増量して 1 日 6〜9 回吸入する。1 回 5.0μg に忍容性がない場合には、1 回 2.5μg に減量する。透析を受けている腎不全の患者さんまたは腎障害のある患者さん（Ccr30mL/min 以下）、肝障害のある患者さんでは通常よりも長い間隔で吸入する（最大 1 日 6 回）。
- **適応**：肺動脈性肺高血圧症。
- **禁忌**：①本剤の成分に対し過敏症の既往歴のある患者さん。②出血しているまたは出血リスクが高い患者さん：本剤の血小板凝集抑制作用により、出血を助長する恐れがある。③肺静脈閉塞性疾患を有する肺高血圧症の患者さん：本剤の血管拡張作用により、肺水腫を誘発する恐れがある。④重度の冠動脈疾患または不安定狭心症の患者さん、6 カ月以内に心筋梗塞を発症した患者さん、医師の管理下にない非代償性心不全のある患者さん、重度の不整脈のある患者さん、3 カ月以内に脳血管障害（一過性脳虚血発作、脳卒中など）を発症した患者さん、肺高血圧症に関連しない心機能障害を伴う先天性または後天性心臓弁疾患のある患者さん。
- **作用**：プロスタサイクリン（PGI₂）の誘導体である。現在日本で承認されている肺血管拡張薬のなかで唯一の吸入薬である。吸入療法は高い肺血管選択性をもつため、高い心保護効果が期待できる[1]。
- **副作用**：出血、気管支攣縮、過度の血圧低下、潮紅、頭痛、咳

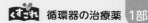

嗽、顎痛、ほてり、動悸。

投与管理のポイント

● 吸入薬は高い肺血管選択性があるため、体血管の拡張が起こりにくく、心拍出量の過度な増大をきたしにくい特徴がある。エンドセリン受容体拮抗薬や PDE-5 阻害薬を使用してもやや強い症状があるが、極端な心拍出量の低下がない症例に適している。

くすこれ ③ ポイント！

❶ 投与開始前に、I-neb AAD ネブライザの使用方法について指導が必要である。

❷ 気道疾患（急性気管支炎、急性肺感染症、慢性閉塞性肺疾患、重度の気管支喘息など）を合併している患者さんには気管支攣縮が誘発される恐れがあるので、注意が必要である。

❸ 吸入と吸入の間隔を 2 時間以上あけ、決められた吸入回数を吸入できれば、1 日のうちでいつ吸入してもかまわない。

（石木良治）

第 9 章 肺高血圧症治療薬

99. 一般名 セレキシパグ

商品名：ウプトラビ®錠

内服　ウプトラビ®錠

- **薬価：** ウプトラビ®錠 0.2mg 1,430.7 円
- **用法：** 1 回 0.2mg を 1 日 2 回食後経口投与から開始する。忍容性を確認しながら、7 日以上の間隔で 1 回量として 0.2mg ずつ最大耐用量まで増量して維持用量を決定する。なお、最高用量は 1 回 1.6mg とし、いずれの用量においても、1 日 2 回食後に経口投与する。
- **適応：** 肺動脈性肺高血圧症。
- **禁忌：** ①本剤の成分に対し過敏症の既往歴のある患者さん。②重度の肝障害のある患者さん：本剤の血中濃度が著しく上昇する恐れがある。③肺静脈閉塞性疾患を有する肺高血圧症の患者さん：本剤の血管拡張作用により、肺水腫を誘発する恐れがある。
- **作用：** 選択的プロスタサイクリン受容体（IP 受容体）作動薬である。活性代謝物の血中濃度が維持されることから、1 日 2 回投与が可能となった。
- **副作用：** 低血圧、出血、甲状腺機能異常、頭痛、潮紅、下痢、悪心、顎痛。

投与管理のポイント

- プロスタサイクリン系の経口血管拡張薬として、国際的な前向き試験（GRIPHON 試験[1]）において初めて有効性を示した薬剤である（病状悪化および死亡を 40% 抑制）。

くすこれ ③ ポイント!

❶ 最大耐用量で治療継続することで、病状悪化および死亡率を低下させることが確認されている。

❷ 漸増期間が長期間となっても、最大用量まで到達することが重要である。

❸ 患者さんにより増量スピードや投与量が異なるため、個々にサポートをする。

(石木良治)

くもん メモ

関連薬剤 2部

100. 一般名 **プラバスタチンナトリウム（スタチン系 1)**

商品名：**メバロチン®錠**

101. 一般名 **フルバスタチンナトリウム（スタチン系 1)**

商品名：**ローコール®錠**

102. 一般名 **シンバスタチン（スタチン系 1)**

商品名：**リポバス®錠**

- **適応**：高コレステロール血症に対して使用する。特に LDL コレステロール低下を目的とする。
- **用法・用量**：1 日 1 回投与。コレステロールは夜間に多く合成されるので、夕食後が望ましいとされている。
- **副作用**：横紋筋融解症に注意が必要である。頻度は低いが、致命的にもなり得るので要注意。筋肉痛に加えて尿が赤褐色になるようなら速やかに受診をすすめる。

Nurse's Check!

❶ スタチン系薬剤には効果がマイルドなスタンダードスタチンと、より強力に LDL コレステロールを低下させるストロングスタチンがある。

❷ 本項の 3 薬剤はスタンダードスタチンに分類される。近年では処方される頻度は減っている。

（三宅裕史）

103. 一般名 アトルバスタチンカルシウム水和物（スタチン系 2）

商品名：リピトール®錠

104. 一般名 ピタバスタチンカルシウム（スタチン系 2）

商品名：リバロ®錠

105. 一般名 ロスバスタチンカルシウム（スタチン系 2）

商品名：クレストール®錠

- **適応：** スタチン系 1 のプラバスタチンナトリウム、フルバスタチンナトリウム、シンバスタチン（→ p.228）を参照のこと。
- **用法・用量：** スタチン系 1 のプラバスタチンナトリウム、フルバスタチンナトリウム、シンバスタチン（→ p.228）を参照のこと。
- **副作用：** スタチン系 1 のプラバスタチンナトリウム、フルバスタチンナトリウム、シンバスタチン（→ p.228）を参照のこと。

Nurse's Check!

❶ 近年ではスタンダードスタチンより、本項 3 薬剤のストロングスタチンが処方される頻度がはるかに高くなっている。

❷ LDL コレステロールが低いほど心血管イベント発生率は低くなると報告されている。そのため特に心筋梗塞再発予防目的に積極的にストロングスタチンを使用し、必要に応じて他薬剤も併用する[1]。

❸ フィブラート系薬剤と併用すると横紋筋融解症の頻度が増えるとされ、以前は「併用禁忌」であった。しかし、最近はそれが「併用注意」になっている。慎重に使用すれば併用可能となっている。

（三宅裕史）

106. 一般名 エゼチミブ

商品名：**ゼチーア®錠**

● **適応：** 高コレステロール血症に対して使用する。

● **用法・用量：** 1日1回10mg を食後に内服。

● **副作用：** 便秘・下痢などの消化器症状が出ることがある。また因果関係は不明だが、横紋筋融解症の報告もあるようである。

Nurse's Check!

❶ ストロングスタチンのみでは LDL コレステロールが目標値まで下がりきらない場合に併用される。

❷ スタチンは肝臓でのコレステロール合成を阻害するのに対し、エゼチミブは小腸でコレステロールが食物から吸収されるのを抑制する。

❸ アトルバスタチンカルシウム水和物、ロスバスタチンカルシウムとゼチーア®錠との合剤はそれぞれ「アトーゼット®」、「ロスーゼット®」として処方可能である。

(三宅裕史)

107. 一般名 エボロクマブ（PCSK9 阻害薬）

商品名：**レパーサ®皮下注**

108. 一般名 アリロクマブ（PCSK9 阻害薬）

商品名：**プラルエント®皮下注**

● **適応：** 家族性高コレステロール血症（FH）、心血管イベントリスクの高い高コレステロール血症。

● **用法・用量：** レパーサ®皮下注：140mg を2週間に1回、または 420mg を4週間に1回皮下注射。プラルエント®皮下注：75mg を2週間に1回、または 150mg を4週間に1回皮下注射。

Nurse's Check!

❶ FH 患者さんではスタチン最大用量とゼチーア®錠を併用しても LDL コレステロールを十分に下げることが困難である。PCSK9 阻害薬を併用することで、非常に強力に下げることができる。

❷ 心血管リスクの高い高コレステロール患者さんに使用することもできる。

❸ 1 本 24,000 円前後と高額である。患者さんに説明すること。

（三宅裕史）

109. 一般名 ベザフィブラート

商品名：ベザトール®SR 錠

110. 一般名 フェノフィブラート

商品名：リピディル®錠、トライコア®錠

111. 一般名 ペマフィブラート

商品名：パルモディア®錠

● **適応**：脂質異常に対して使用する。特に中性脂肪を下げる目的で処方される。

● **用法・用量**：ベザトール®SR 錠：200mg ずつ、朝・夕食後に服用。リピディル®錠・トライコア®錠：106.6〜160mg を 1日 1 回食後に服用。パルモディア®錠：0.1mg ずつ、朝・夕食後に服用。

● **副作用**：スタチン系と同様に横紋筋融解症に注意が必要である。

Nurse's Check!

❶ 中性脂肪の低下作用が特徴的である。LDL コレステロールの低下作用はスタチン系に劣る。

❷ スタチン系薬剤との併用は以前は禁忌であったが、現在は併用注意とされている。腎障害やクレアチンキナーゼ（CK）上昇の有無を定期的に評価し、横紋筋融解症の発生に注意する。

231

（三宅裕史）

112. 一般名 イコサペント酸エチル (EPA)

商品名：**エパデールS**

113. 一般名 オメガ-3脂肪酸エチルエステル

商品名：**ロトリガ®粒状カプセル**

- **適応**：高脂血症に対して使用する。
- **用法・用量**：エパデールS：1回900mgを1日2回、または1回600mgを1日3回食直後に服用。ロトリガ®粒状カプセル：1回2gを1日1回食直後に服用。
- **副作用**：まれに肝障害を起こす。魚油由来の製剤なので魚の臭いが気になることもある。

Nurse's Check!

❶ 血小板の働きを抑えて血液の凝固を抑制する、抗血小板作用も併せもつ。手術などの際は中止の要否を主治医に確認すること。

❷ ロトリガ®粒状カプセルには、EPAに加えてDHAも成分として含まれている。

❸ スタチン製剤と併用することで心筋梗塞再発抑制効果が増強されることが報告されており[1]、注目されている。

(三宅裕史)

114. 一般名 グリメピリド

商品名：**アマリール®錠**

- **分類**：スルホニル尿素（SU）薬。膵β細胞からのインスリン分泌を促進させる。血糖降下作用は強い。作用時間は長い。インスリン分泌能の保たれている患者さんでは効果を発揮しやすいが、低血糖を起こしやすい。食事療法、運動療法がおろそかになると体重増加が起こりやすい。
- **適応**：2型糖尿病。
- **禁忌**：1型や膵疾患に伴う糖尿病など、インスリン分泌能が高度に低下した患者さん。高度の腎障害・肝障害。妊婦など。

Nurse's Check!
① 高度肥満など、インスリン抵抗性の強い患者さんには適さない。
② 高齢者では低血糖リスクが高く、少量から開始が勧められる。
③ ワルファリンカリウムやβ遮断薬の併用で、低血糖の頻度・強度を増加させ得る。

（平山賢志）

115. 一般名 ミチグリニドカルシウム水和物

商品名：グルファスト®錠

- **分類**：速効型インスリン分泌促進薬（グリニド薬）。スルホニル尿素（SU）薬と同様、インスリン分泌を促進させ、食後高血糖を改善する。SU薬に比べて作用発現が速やかで、作用時間は短い（3〜4時間程度）。そのため、SU薬よりも低血糖発症リスクは比較的低い。ただし、食前30分では低血糖リスクが高まるため、食直前（5分以内）の内服が必要。SU薬との併用は行わない。
- **適応**：2型糖尿病。
- **禁忌**：1型や膵疾患に伴う糖尿病など、インスリン分泌能が高度に低下した患者さん。妊婦など。肝・腎障害が低下した患者さんでは低血糖リスクが高まるため慎重投与。

Nurse's Check!
❶ 食後高血糖のある患者さんがよい適応。
❷ 食直前（5分以内）の内服が必要！

（平山賢志）

116. 一般名 メトホルミン塩酸塩

商品名：メトグルコ®錠

- **分類**：ビグアナイド薬。欧米での第1選択薬。肝臓からのブドウ糖放出抑制や、筋肉など末梢組織でのインスリン感受性促進作用を示す。単剤では低血糖を起こしにくい。中性脂肪やLDLコレステロールを低下させる効果も認められる。まれに重篤な乳酸アシドーシスを起こす危険があり、注意。
- **適応**：2型糖尿病。
- **禁忌**：中等度以上の腎障害および透析患者さん。重度の肝障害。脱水症。高度の心血管・肺機能障害。外科手術前後。妊婦など。高齢者（75歳以上）には慎重に適応を判断。

Nurse's Check!

❶ 乳酸アシドーシス予防のため、全身状態が悪い患者さんには投与しない！

❷ 利尿薬や SGLT2 阻害薬との併用では、特に脱水に注意！

❸ ヨード造影剤使用前後 5 日間は休薬が必要！

(平山賢志)

117. 一般名 ボグリボース

商品名：ベイスン®錠

● **分類**：αグルコシダーゼ阻害薬（α GI）。腸管での糖の分解を抑制し、吸収を遅らせる。食直前の内服で、食後の高血糖や高インスリン血症を抑制する。副作用として、腹部膨満感、放屁や下痢がしばしば見られる。耐糖能異常かつ動脈硬化ハイリスク（高血圧、脂質異常症、肥満、糖尿病家族歴のいずれかを有する）症例において、糖尿病発症予防目的での使用も可能。

● **適応**：2 型および 1 型糖尿病。動脈硬化リスクの高い、耐糖能異常を有する患者さん。

● **慎重投与**：腹部手術歴のある患者さん（腸閉塞リスク）。肝硬変がある患者さん（高アンモニア血症リスク）。

Nurse's Check!

❶ 1 型糖尿病でも使用できる経口血糖降下薬。

❷ 毎食直前の内服が必要であり、コンプライアンス不良に注意！

(平山賢志)

118. 一般名 ピオグリタゾン塩酸塩

商品名：アクトス®錠

● **分類**：チアゾリジン誘導体。末梢組織でのインスリン感受性亢進作用と、肝臓からのブドウ糖放出抑制作用を示す。HDL コレステロールの上昇、中性脂肪の低下など、動脈硬化進展抑制効果も示唆される。副作用として、体液貯留作用と脂肪細胞の分化促進作用のため、しばしば体重増加を認めることがある。

時に、浮腫、心不全、骨折（特に女性）などをきたすことがあり注意が必要。
- ●適応：2 型糖尿病。
- ●禁忌：心不全。1 型糖尿病。重篤な肝・腎機能障害。妊婦など。膀胱がん発生リスクが高くなる可能性があり、膀胱がん治療中の患者さんでは投与を避ける。

Nurse's Check!
❶ 心不全やその既往がある場合は禁忌！
❷ 閉経後の高齢女性では骨折に注意！

（平山賢志）

119. 一般名 シタグリプチンリン酸塩水和物

商品名：ジャヌビア®錠、グラクティブ®錠

- ●分類：DPP-4 阻害薬。GLP-1 受容体作動薬とともに、インクレチン関連薬とよばれる。血糖値依存性に食後のインスリン分泌を促進させ、グルカゴン分泌を抑制することで、主に食後高血糖を改善させる。単独投与では低血糖の発現は非常にまれだが、スルホニル尿素（SU）薬やインスリンとの併用で低血糖リスクが高まる可能性があり、併用薬の減量検討が必要。安全性が高いと考えられるが、まれに急性膵炎や水疱性類天疱瘡などの発症があり、注意が必要（DPP-4 阻害薬の特徴に関しては、リナグリプチン〔→ p.237〕も参照のこと）。
- ●適応：2 型糖尿病。
- ●禁忌：1 型糖尿病など。

Nurse's Check!
❶ 腎排泄型のため、腎機能に応じて用量調節が必要！
❷ SU 薬やインスリンとの併用も可能だが、併用薬の減量検討が必要！

（平山賢志）

120. 一般名 リナグリプチン

商品名：トラゼンタ®錠

- **分類：** DPP-4 阻害薬（DPP-4 阻害薬の特徴に関しては、シタグリプチンリン酸塩水和物〔→ p.236〕も参照のこと）。DPP-4 阻害薬が特に有効な患者像は、ベースラインの HbA1c 高値、BMI 低値、糖尿病罹病期間が短いなど。欧米人よりアジア人で効果が高いとされる。一部の DPP-4 阻害薬（サキサグリプチン水和物、アログリプチン安息香酸塩）は、心疾患・腎疾患合併では心不全発症リスクが高まる可能性がある。
- **適応：** 2 型糖尿病。
- **禁忌：** 1 型糖尿病など。

Nurse's Check!

❶ 胆汁排泄型であり、腎機能による用量調節が不要！

❷ 透析患者でも使用可能！

❸ スルホニル尿素（SU）薬やインスリンとの併用では、併用薬の減量検討が必要！

❹ そのほか、週 1 回内服の DPP-4 阻害薬もある！
   例）トレラグリプチンコハク酸塩（ザファテック®）、オマリグリプチン（マリゼブ®）

（平山賢志）

121. 一般名 リラグルチド

商品名：ビクトーザ®皮下注

- **分類：** GLP-1 受容体作動薬。DPP-4 阻害薬とともに、インクレチン関連薬とよばれる。皮下注射製剤である。DPP-4 阻害薬同様、血糖値依存性に食後のインスリン分泌を促進させ、グルカゴン分泌を抑制することで、空腹時および食後高血糖の改善を示す。単独投与では低血糖の発現は少ない。スルホニル尿素（SU）薬やインスリンとの併用で低血糖リスクが高まる可能性があり、併用薬の減量を検討する必要がある。副作用として、消化器症状（悪心・嘔吐）がある。心血管イベント抑制効果の報告がある（GLP-1 受容体作動薬の特徴に関しては、デュラグルチド〔→ p.238〕も参照のこと）。

- 適応：2型糖尿病。
- 禁忌：1型糖尿病など。

Nurse's Check!
❶ 1日1回の皮下注射製剤！
❷ インスリンとの併用可能！

（平山賢志）

122. ―般名 デュラグルチド

商品名：トルリシティ®皮下注アテオス

- 分類：GLP-1受容体作動薬（GLP-1受容体作動薬の特徴に関しては、リラグルチド〔→ p.237〕も参照のこと）。リラグルチド同様、皮下注射製剤のインクレチン関連薬。インスリン依存の患者さんでは、インスリンからの切り替えは原則不可（インスリン分泌能が保たれていれば切り替えることもある）。デュラグルチドの最大の特徴は、週1回投与であること。注射が毎日必要なリラグルチドと比べ、利便性がよく、コンプライアンスが上昇するとされている。副作用として、リラグルチド同様、消化器症状が出現することがある。
- 適応：2型糖尿病。
- 禁忌：1型糖尿病など。

Nurse's Check!
❶ 週1回の皮下注射製剤！
❷ 曜日を決めて注射する。
❸ インスリンとの併用可能！

（平山賢志）

123. ―般名 エンパグリフロジン

商品名：ジャディアンス®錠

- 分類：SGLT2阻害薬。近位尿細管でのブドウ糖再吸収を抑制し、尿中への糖排泄を促進、血糖降下作用を示す（インスリンとは独立した機序）。腎機能障害の患者さんでは効果が減少する。副作用は、尿路・性器感染症、急性腎障害、ケトアシドー

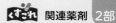

シスなど。特に高血糖を伴わない正常血糖ケトアシドーシスには注意が必要。エンパグリフロジンは2型糖尿病の患者さんにおいて、心血管イベントの発生を抑制するエビデンスがある。

- **適応**：2型糖尿病。
- **注意すべき患者さん**：高齢者（特に75歳以上、サルコペニア、ADL低下）や利尿薬併用の患者さんでは脱水に注意。

Nurse's Check!
1. 体重減少効果を示すが、食欲増進には注意。
2. 過度な炭水化物制限や脱水にも注意！
3. シックデイでは必ず休薬！

（平山賢志）

124. 一般名 ダパグリフロジン

商品名：フォシーガ®錠

- **分類**：SGLT2阻害薬（SGLT2阻害薬の特徴に関しては、エンパグリフロジン〔→ p.238〕も参照のこと）。ダパグリフロジンは1型糖尿病にも使用可能。ただし、ケトアシドーシス発症には十分な注意が必要。ダパグリフロジンも、心血管イベントの抑制効果が示唆されている。海外においては、「左室駆出率が低下した心不全に対する、心血管死亡または心不全入院の予防」という適応がある。
- **適応**：2型糖尿病、1型糖尿病。
- **注意すべき患者さん**：高齢者（特に75歳以上、サルコペニア、ADL低下）や利尿薬併用の患者さんでは脱水に注意。

Nurse's Check!
1. 1型糖尿病にも使用可能だが、ケトアシドーシスに注意！
2. シックデイでは休薬！
3. 慢性心不全に対する適応が日本で初めて認められたSGLT2阻害薬！（2020年11月承認）。

（平山賢志）

第2章 糖尿病治療薬

125. 一般名 アロプリノール

商品名：ザイロリック錠

- **適応**：痛風、高尿酸血症を伴う高血圧における高尿酸血症の是正。
- **用法、用量**：通常、成人は1日量アロプリノールとして200〜300mg（本剤4〜6錠）を2〜3回に分けて食後に経口投与する。年齢、症状により適宜増減する。
- **作用時間**：最高血中濃度200mgと単回経口投与したとき、2.1時間で最高血中濃度。
- **併用、配合禁忌**：特になし。
- **副作用**：中毒性表皮壊死融解症（toxic epidermal necrolysis；TEN）、スティーブンス・ジョンソン症候群（皮膚粘膜眼症候群）、剥脱性皮膚炎、重篤な皮膚障害、再生不良性貧血、過敏性血管炎、肝障害、腎機能異常。

Nurse's Check!

❶ アロプリノールは肝臓にあるキサンチンオキシダーゼの働きを阻害し、プリン体からの尿酸生成を抑えて高尿酸血症を改善し、痛風発作などを予防する薬である。

❷ 腎機能障害のある患者さんではアロプリノールの排泄が遅延し、血中濃度が高くなることがあり、投与量や投与間隔などの調整が必要である。

❸ 服用初期に尿酸値の過度な低下により、痛風発作が増強されることがある。痛風発作が出現した際には非ステロイド性抗炎症薬（NSAIDs）やコルヒチンなどで発作を治療し、本剤の継続に関しては検討すべきである。

（岩瀬三紀）

126. 一般名 ベンズブロマロン

商品名：ユリノーム®錠

- **適応**：痛風、高尿酸血症を伴う高血圧における高尿酸血症の是正。
- **用法、用量**：①通常成人1日1回1錠または2錠（ベンズブロマロンとして25mgまたは50mg）を経口投与し、その後維持量として1回2錠を1日1～3回（ベンズブロマロンとして50～150mg）経口投与する。なお、年齢、症状により適宜増減する。②通常成人1回2錠を1日1～3回（ベンズブロマロンとして50～150mg）経口投与する。
- **作用時間**：最高血中濃度：25mg・50mg　2.4時間。
- **併用、配合禁忌**：禁忌薬なし。
- **併用注意**：ワルファリンカリウム、ピラジナミド、アスピリン。
- **副作用**：重篤な肝障害、劇症肝炎、黄疸など。

Nurse's Check!

❶ ベンズブロマロンは近位尿細管の尿酸トランスポーター1（URAT1）を選択的に阻害することで尿酸の再吸収を抑制させる。血中への再吸収を抑制することで、尿酸値低下の効果を発揮する。

❷ 劇症肝炎などの重篤な肝障害が主に投与開始6カ月以内に発現することがあると報告されている。投与開始後少なくとも6カ月間は定期的に肝機能検査を行い、黄疸など患者さんの状態を観察する。

❸ 尿酸排泄促進薬の使用により、尿が酸性化し尿酸が析出しやすくなり、尿管結石発作が誘発されることがある。その予防に水分を十分にとることは有用である。尿の酸性化を抑えるために尿アルカリ化薬（ウラリット®：クエン酸カリウム・クエン酸ナトリウム水和物）の併用や食事や野菜や海藻類を多く摂取し、尿のpHをアルカリ化する。

（岩瀬三紀）

127. 一般名 フェブキソスタット

商品名：**フェブリク®錠**

- **適応：**①痛風、高尿酸血症。②がん化学療法に伴う高尿酸血症。
- **用法、用量：**①通常、成人にはフェブキソスタットとして1日10mgより開始し、1日1回経口投与する。その後は血中尿酸値を確認しながら必要に応じて徐々に増量する。維持量は通常1日1回40mgで、患者さんの状態に応じて適宜増減するが、最大投与量は1日1回60mgとする。②通常、成人にはフェブキソスタットとして60mgを1日1回経口投与する。
- **作用時間：**10mg 1.4時間、20mg 1.3時間、40mg 1.2時間、80mg 1.9時間。
- **併用禁忌：**メルカプトプリン水和物およびアザチオプリン（白血病治療薬等）
- **副作用：**肝機能障害。

Nurse's Check!

❶ フェブキソスタットはキサンチンオキシダーゼの働きを阻害することで尿酸生成を抑えて高尿酸血症を改善し、痛風発作などを予防する薬である。血中尿酸濃度の低下により、痛風発作が誘発されることがある。

❷ 胆汁や腎臓など複数の経路から排泄される多経路排泄型になる。腎機能に応じた用量調節の必要がなく、腎機能障害を有する患者さんにも使いやすい薬である。

❸ 抗がん剤薬治療によりがん細胞が崩壊すると、細胞内の核酸が血液中に大量に放出される。核酸は分解されると最終的に尿酸となり、高尿酸血症を引き起こす。フェブキソスタットはそのような化学療法に伴う高尿酸血症の発症予防に有用である。

（岩瀬三紀）

128. 一般名 トピロキソスタット

商品名：トピロリック®錠、ウリアデック®錠

- **適応：**痛風、高尿酸血症。
- **用法、用量：**通常、成人にはトピロキソスタットとして1回20mgより開始し、1日2回朝夕に経口投与する。その後は血中尿酸値を確認しながら必要に応じて徐々に増量する。維持量は通常1回60mgを1日2回とし、患者さんの状態に応じて適宜増減するが、最大投与量は1回80mgを1日2回とする。
- **作用時間：**20mg 0.67時間、40mg 0.83時間、80mg 0.75時間、120mg 0.92時間、180mg 0.75時間。
- **併用禁忌：**メルカプトプリン水和物およびアザチオプリン（白血病治療薬等）。
- **副作用：**肝機能障害、多形紅斑。

Nurse's Check!

1. トピロキソスタットはキサンチンオキシダーゼの阻害により、尿酸生成を抑えて高尿酸血症を改善し、痛風発作などを予防する薬である。血中尿酸濃度の低下により、痛風発作が誘発されることがある。

2. 日中の尿酸値の変動が痛風発作を引き起こす原因になる。トピロキソスタットは1日2回服用することで、尿酸値の変動を抑え、尿酸値を低下させつつ痛風発作を起こしにくくする。尿酸値は朝方に高値となるので、夕方の内服は翌朝の発作予防が期待される。

3. 胆汁や腎臓など複数の経路から排泄される多経路排泄型になる。腎機能に応じた用量調節の必要がなく、腎機能障害を有する患者さんにも使いやすい薬である。

4. ワルファリンの血中濃度が増し、抗凝固作用が増強する可能性がある。

（岩瀬三紀）

129. 一般名 ドチヌラド

商品名：ユリス®錠

● **適応**：痛風、高尿酸血症。

● **用法、用量**：通常、成人にはドチヌラドとして 1 日 0.5mg より開始し、1 日 1 回経口投与する。その後は血中尿酸値を確認しながら必要に応じて徐々に増量する。維持量は通常 1 日 1 回 2mg で、患者さんの状態に応じて適宜増減するが、最大投与量は 1 日 1 回 4mg とする。

● **作用時間**：最高血中濃度 0.5mg 2.6 時間、1mg 3.3 時間、2mg 3.1 時間。

● **併用、配合禁忌**：ピラジナミド、サリチル酸製剤（アスピリン）は併用により効果が減弱することがある。

● **副作用**：重篤な副作用の報告なし。痛風発作や肝機能障害に注意が必要。

Nurse's Check!

❶ 体内で作られた尿酸は、腎臓で濾過され近位尿細管の尿酸トランスポーター（URAT1）によって再吸収され、血中の尿酸値濃度が上昇する。ドチヌラドは URAT1 を阻害し、尿酸の再吸収を抑えることで血中尿酸値を低下させる新しい尿酸排泄促進薬である。

❷ ドチヌラドは本邦で新規に採用された高尿酸血症治療薬である。ベンズブロマロンの副作用である重篤な肝障害の発症がほとんどなく、薬物相互作用も少ない薬として期待されている。

（岩瀬三紀）

130. 一般名 クエン酸カリウム・クエン酸ナトリウム水和物

商品名：**ウラリット®-U 配合散**

- **適応：** ①痛風ならびに高尿酸血症における酸性尿の改善。②アシドーシスの改善。
- **用法、用量：** ①通常成人1回1gを1日3回経口投与するが、尿検査でpH6.2～6.8の範囲に入るよう投与量を調整する。②原則として成人1日量6gを3～4回に分けて経口投与するが、年齢、体重、血液ガス分析結果などから患者さんの状況に応じ適宜増減する。
- **作用時間：** 最高血中濃度1・3・6g　0.5時間。
- **併用、配合禁忌：** ヘキサミン。
- **副作用：** 下痢・軟便、胃不快感、悪心などの消化器症状。

Nurse's Check!

❶ 尿酸排泄促進薬の使用により、尿中の尿酸濃度が増加する。さらに、尿が酸性化することで、尿路が結晶化して結石が生成されやすくなる。本剤を併用することで、尿をアルカリ化し尿酸の結晶化および尿管結石発作も予防する。

❷ 本剤により体液をアルカリ化してアシドーシスを改善する目的で使用する症例もある。

(岩瀬三紀)

131. 一般名 ポリスチレンスルホン酸カルシウム ®️ Other

商品名：**カリメート®️散、アーガメイド®️20％ゼリー**

- ●**適応**：急性および慢性腎不全による高カリウム（K）血症。
- ●**用法、用量**：①内服：通常、成人1日量30gを2〜3回に分けて、その1回量を水50〜150mLに懸濁して、経口投与する。症状により、適宜増減。②注腸：通常、成人1回量30gを水または2％メチルセルロース懸濁液100mLに懸濁して注腸する。症状により、適宜増減。
- ●**作用時間**：Kは生体内物質であり、血中に存在し測定不可能。
- ●**禁忌**：腸閉塞の患者さんには、穿孔を起こす可能性があり禁忌。
- ●**副作用**：重大な副作用として、心不全の誘発、腸穿孔、腸潰瘍、腸壊死がある。下痢、悪心、浮腫、便秘などの報告があった。

Nurse's Check!

❶ 低K血症は致死性不整脈の誘因となる。心電図のT波のモニターを観察すること。

❷ 経口投与では、腸管への蓄積を避けるために便秘の予防も大事である。

（岩瀬三紀）

配合錠に注意しよう！ 3部

循環器の患者さんの薬に配合錠が増えています ･･･････

　多種類の薬を内服する循環器の患者さんが増えています。6～7種類の薬を内服する患者さんは稀ではありません。心不全では、基本薬である利尿薬、ACE阻害薬またはARB（アンジオテンシン受容体拮抗薬）、β遮断薬以外にも、糖尿病薬や高コレステロール血症薬など、多彩な薬を内服する患者さんは多いのです。また、高齢女性では、骨粗鬆症薬を内服している患者さんも多いですね。

　最近では、患者さんの内服剤数を減らして内服コンプライアンスを向上させることを目的に、異なる薬の合剤である2種類の薬の配合錠の処方が増えています。3種類の薬の合剤もあります。循環器病棟の患者さんが、しばしば内服する配合錠を一覧表にしました。スタッフ間で共有して、職場で話題にして再確認や議論をしましょう。

　基本的には、作用機序の異なる降圧薬や糖尿病薬の配合錠が多いのが特徴です。また、配合錠の中には、薬剤がかなり大きくなり、高齢者の患者さんにとっては、薬剤数は減るのですが、飲みにくくなり内服困難となる場合もあります。例えば、糖尿病薬のメトホルミンとDPP-4阻害薬の配合錠は、内服薬剤の数は減りますが、配合錠のサイズが大きくなり、コンプライアンスが低下することもあり要注意です。

　また、副作用が出た場合には、配合錠の中でどの成分の薬剤の副作用なのかを見極める必要があります。それまで服用していた2薬剤をその合剤にする場合には副作用が出現することはまれですが、1薬剤から合剤に変更する場合にはしっかり注意しましょう。

（岩瀬三紀）

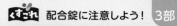

配合錠

	薬効	薬品名（商品）	成分薬品名
降圧薬	ARB+利尿薬	エカード®配合錠 LD/HD	カンデサルタン シレキセチル ヒドロクロロチアジド
		プレミネント®配合錠 LD/HD	ロサルタンカリウム ヒドロクロロチアジド
		コディオ®配合錠 MD/EX	バルサルタン ヒドロクロロチアジド
		ミコンビ®配合錠 AP/BP	テルミサルタン ヒドロクロロチアジド
		イルトラ®配合錠 LD/HD	イルベサルタン トリクロルメチアジド
	ARB+Ca拮抗薬	アイミクス®配合錠 LD/HD	アムロジピンベシル酸塩 イルベサルタン
		ザクラス®配合錠 LD/HD	アジルサルタン アムロジピンベシル酸塩
		レザルタス®配合錠 LD/HD	アゼルニジピン オルメサルタンメドキソミル
		ユニシア®配合錠 LD/HD	カンデサルタン シレキセチル アムロジピンベシル酸塩
		ミカムロ®配合錠 AP/BP	テルミサルタン アムロジピンベシル酸塩
		アテディオ®配合錠	バルサルタン シルニジピン
		エックスフォージ®配合錠/配合OD錠	バルサルタン アムロジピンベシル酸塩
	ARB+Ca拮抗薬+利尿剤	ミカトリオ®配合錠	テルミサルタン アムロジピンベシル酸塩 ヒドロクロロチアジド
Ca拮抗薬 脂質異常症用薬	ジヒドロピリジン系薬剤 HMG-CoA還元酵素阻害薬	カデュエット®配合錠	アトルバスタチンカルシウム水和物 アムロジピンベシル酸塩
脂質異常症用薬	コレステロール吸収阻害薬 HMG-CoA還元酵素阻害薬	ロスーゼット®配合錠 LD/HD	エゼチミブ ロスバスタチンカルシウム
		アトーゼット®配合錠 LD/HD	エゼチミブ アトルバスタチン水和物

	薬効	薬品名（商品）	成分薬品名
糖尿病用薬	DPP-4阻害薬＋ビグアナイド薬	イニシンク®配合錠	アログリプチン安息香酸塩 メトホルミン塩酸塩
	DPP-4阻害薬＋ビグアナイド薬	エクメット®配合錠LD/HD	ビルダグリプチン メトホルミン塩酸塩
	DPP-4阻害薬＋ビグアナイド薬	メトアナ®配合錠LD/HD	アナグリプチン メトホルミン塩酸塩
	DPP-4阻害薬＋SGLT2阻害薬	カナリア®配合錠	テネリグリプチン臭化水素酸塩水和物 カナグリフロジン水和物
	DPP-4阻害薬＋SGLT2阻害薬	スージャヌ®配合錠	シタグリプチンリン酸塩水和物 イプラグリフロジン L-プロリン
	DPP-4阻害薬＋SGLT2阻害薬	トラディアンス®配合錠AP/BP	リナグリプチン エンパグリフロジン
	DPP-4阻害薬＋チアゾリジン薬	リオベル®配合錠LD/HD	アログリプチン安息香酸塩 ピオグリタゾン塩酸塩
	チアゾリジン薬＋ビグアナイド薬	メタクト®配合錠LD/HD	ピオグリタゾン塩酸塩 メトホルミン塩酸塩
	チアゾリジン薬＋SU薬	ソニアス®配合錠LD/HD	ピオグリタゾン塩酸塩 グリメピリド
	グリニド系＋αグルコシダーゼ阻害薬	グルベス®配合錠/配合OD錠	ミチグリニドカルシウム水和物 ボグリボース
	持効型溶解インスリンアナログ製剤＋GLP-1受容体作動薬	ゾルトファイ®配合注フレックスタッチ	インスリン デグルデク リラグルチド
抗血小板薬	血小板凝集抑制剤	コンプラビン®配合錠	アスピリン クロピドグレル硫酸塩
痛風・高尿酸血症治療薬 アシドーシス治療薬	高尿酸血症治療薬 アシドーシス治療薬	ウラリット®－U配合散	クエン酸カリウム クエン酸ナトリウム水和物
骨粗鬆症・骨代謝改善薬	カルシウム・ビタミンD3・マグネシウム配合剤	デノタスチュアブル®配合錠	コレカルシフェロール 炭酸マグネシウム 沈降炭酸カルシウム

250

メモ

....
....
....
....
....
....
....
....
....
....
....
....
....
....
....
....
....
....
....
....
....
....
....
....
....
....
....
....
....

引用・参考文献

1部…第1章

1. 一般名 プロカインアミド塩酸塩 (p.16)

1) Ortiz, M. et al. Randomized comparison of intravenous procainamide vs. intravenous amiodarone for the acute treatment of tolerated wide QRS tachycardia: the PROCAMIO study. Eur Heart j.38（17）2017 1329-35.

2. 一般名 ジソピラミド (p.18)

1) 心筋症診療ガイドライン（2018年改訂版）. 日本循環器学会 / 日本心不全学会合同ガイドライン. http://www.j-circ.or.jp/old/guideline/pdf/JCS2018_tsutsui_kitaoka.pdf

3. 一般名 シベンゾリンコハク酸塩 (p.20)

1) 心筋症診療ガイドライン（2018年改訂版）. 日本循環器学会 / 日本心不全学会合同ガイドライン. http://www.j-circ.or.jp/old/guideline/pdf/JCS2018_tsutsui_kitaoka.pdf
2) 不整脈薬物治療ガイドライン（2020年改訂版）. 日本循環器学会 / 日本不整脈心電学会合同ガイドライン. http://www.j-circ.or.jp/old/guideline/pdf/JCS2020_/Ono.pdf

4. 一般名 ピルメノール塩酸塩水和物 (p.22)

1) 日本循環器学会 / 日本不整脈心電学会合同ガイドライン. 不整脈薬物治療ガイドライン（2020年改訂版）. http://www.j-circ.or.jp/old/guideline/pdf/JCS2020_/Ono.pdf
2) 不整脈薬物治療に関するガイドライン（2009年改訂版）. 循環器病の診断と治療に関するガイドライン（2008年合同研究班報告）. http://www.j-circ.or.jp/old/guideline/pdf/JCS2009_kodama.h.pdf

5. 一般名 リドカイン (p.24)

1) 不整脈薬物治療ガイドライン（2020年改訂版）. 日本循環器学会 / 日本不整脈心電学会合同ガイドライン. http://www.j-circ.or.jp/old/guideline/pdf/JCS2020_/Ono.pdf
2) 不整脈薬物治療に関するガイドライン（2009年改訂版）. 循環器病の診断と治療に関するガイドライン（2008年合同研究班報告）. http://www.j-circ.or.jp/old/guideline/pdf/JCS2009_kodama.h.pdf
3) Zipes, DP. et al. Braunwald's Heart Disease: A Textbook of Cardiovascular Medicine. 11th ed. Amsterdam, Elsevier, 2018, 2128p.

6. 一般名 メキシレチン塩酸塩 (p.26)

1) 不整脈薬物治療ガイドライン（2020年改訂版）. 日本循環器学会 / 日本不整脈心電学会合同ガイドライン. http://www.j-circ.or.jp/old/guideline/pdf/JCS2020_/Ono.pdf
2) 不整脈薬物治療に関するガイドライン（2009年改訂版）. 循環器病の診断と治療に関するガイドライン（2008年合同研究班報告）. http://www.j-circ.or.jp/old/guideline/pdf/JCS2009_kodama.h.pdf
3) Zipes, DP. et al. Braunwald's Heart Disease: A Textbook of Cardiovascular

Medicine. 11th ed. Amsterdam, Elsevier, 2018, 2128p.

7. 一般名 アプリンジン塩酸塩 (p.28)

1) 不整脈薬物治療ガイドライン（2020年改訂版）．日本循環器学会／日本不整脈心電学会合同ガイドライン．http://www.j-circ.or.jp/old/guideline/pdf/JCS2020_/Ono.pdf
2) 不整脈薬物治療に関するガイドライン（2009年改訂版）．循環器病の診断と治療に関するガイドライン（2008年合同研究班報告）．http://www.j-circ.or.jp/old/guideline/pdf/JCS2009_kodama.h.pdf

8. 一般名 プロパフェノン塩酸塩 (p.30)

1) 不整脈薬物治療ガイドライン（2020年改訂版）．日本循環器学会／日本不整脈心電学会合同ガイドライン．http://www.j-circ.or.jp/old/guideline/pdf/JCS2020_/Ono.pdf
2) 不整脈薬物治療に関するガイドライン（2009年改訂版）．循環器病の診断と治療に関するガイドライン（2008年合同研究班報告）．http://www.j-circ.or.jp/old/guideline/pdf/JCS2009_kodama.h.pdf
3) Zipes, DP. et al. Braunwald's Heart Disease: A Textbook of Cardiovascular Medicine. 11th ed. Amsterdam, Elsevier, 2018, 2128p.

9. 一般名 フレカイニド酢酸塩 (p.32)

1) Kirchhof, P. et al. Early Rhythem-Control Therapy in Patients with Atrial Fibrillation. N Engl J Med. 383 (14), 2020, 1305-16.

10. 一般名 ピルシカイニド塩酸塩水和物 (p.34)

1) 循環器薬の薬物血中濃度モニタリングに関するガイドライン（2015年版）．日本循環器学会／日本TDM学会合同ガイドライン（2013-2014年度合同研究班報告）．http://www.jstdm.umin.jp/guideline/JCS2015_Original.pdf

11. 一般名 アミオダロン塩酸塩 (p.37)

1) 不整脈薬物治療ガイドライン（2020年改訂版）．日本循環器学会／日本不整脈心電学会合同ガイドライン．http://www.j-circ.or.jp/old/guideline/pdf/JCS2020_/Ono.pdf
2) Zipes, DP. et al. Braunwald's Heart Disease: A Textbook of Cardiovascular Medicine. 11th ed Amsterdam, Elsevier, 2018, 2128p.

12. 一般名 ソタロール塩酸塩 (p.40)

1) 不整脈薬物治療ガイドライン（2020年改訂版）．日本循環器学会／日本不整脈心電学会合同ガイドライン．http://www.j-circ.or.jp/old/guideline/pdf/JCS2020_/Ono.pdf
2) Shah, A. et al. Effectiveness of sotalol as first-line therapy for fetal supraventricular tachyarrhythmias. Am J Cardiol. 109 (11), 2012, 1614-8.

13. 一般名 ニフェカラント塩酸塩 (p.42)

1) 不整脈薬物治療ガイドライン（2020年改訂版）．日本循環器学会／日本不整脈心電学会合同ガイドライン．http://www.j-circ.or.jp/old/guideline/pdf/JCS2020_/Ono.pdf

14. 一般名 ベプリジル塩酸塩水和物 (p.44)

1) 不整脈薬物治療ガイドライン (2020 年改訂版). 日本循環器学会 / 日本不整脈心電学会合同ガイドライン. http://www.j-circ.or.jp/old/guideline/pdf/JCS2020_/Ono.pdf
2) Yamashita, T. et al. Dose-response effects of bepridil in patients with persistent atrial fibrillation monitored with transtelephonic electrocardiograms: a multicenter, randomized, placebo-controlled, double-blind study (J-BAF Study). Circ J. 73 (6), 2009, 1020-7.

15. 一般名 アトロピン硫酸塩水和物 (p.46)

1) 不整脈薬物治療ガイドライン (2020 年改訂版). 日本循環器学会 / 日本不整脈心電学会合同ガイドライン. http://www.j-circ.or.jp/old/guideline/pdf/JCS2020_/Ono.pdf

1 部…第 2 章

16. 一般名 ニトログリセリン (p.48)

1) 急性冠症候群ガイドライン (2018 年改訂版). 日本循環器学会. 2019.

17. 一般名 硝酸イソソルビド (p.51)

1) 急性心不全治療ガイドライン (2011 年改訂版). 日本循環器学会／循環器病の診断と治療に関するガイドライン. 2013.

18. 一般名 一硝酸イソソルビド (p.53)

1) 急性心不全治療ガイドライン (2011 年改訂版). 日本循環器学会／循環器病の診断と治療に関するガイドライン. 2013.

19. 一般名 ニコランジル (p.54)

1) 急性冠症候群ガイドライン (2018 年改訂版). 日本循環器学会. 2019.

1 部…第 3 章

20. 一般名 ジゴキシン (p.56)

1) 循環器薬の血中濃度モニタリングに関するガイドライン (2015 年版). 日本循環器学会 / 日本 TDM 学会合同ガイドライン (2013-2014 年合同研究班報告). 2015. http://www.jstdm.umin.jp/guidelines/JCS2015_Original.pdf
2) Digitalis Investigation Group. The effect of digoxin on mortality and morbidity in patients with heart failure. N Engl J Med. 336 (8), 1997, 525-33.

21. 一般名 メチルジゴキシン (p.58)

1) 循環器薬の血中濃度モニタリングに関するガイドライン (2015 年版). 日本循環器学会 / 日本 TDM 学会合同ガイドライン (2013-2014 年合同研究班報告). 2015. http://www.jstdm.umin.jp/guidelines/JCS2015_Original.pdf

22. 一般名 ピモベンダン (p.60)

1) 急性・慢性心不全ガイドライン（2017年改訂版）. 日本循環器学会 / 日本心不全学会合同ガイドライン. 2017. https://www.j-circ.or.jp/wp-content/uploads/2017/06/JCS2017_tsutsui_h.pdf

24. 一般名 デノパミン (p.64)

1) 急性・慢性心不全ガイドライン（2017年改訂版）. 日本循環器学会 / 日本心不全学会合同ガイドライン. 2017. https://www.j-circ.or.jp/wp-content/uploads/2017/06/JCS2017_tsutsui_h.pdf

25. 一般名 ミドドリン塩酸塩 (p.66)

1) Izcovich, A. et al. Midodrine for orthostatic hypotension and recurrent reflex syncope: a systematic review. Neurology. 83 (13), 2014, 1170-7.

26. 一般名 アメジニウムメチル硫酸塩 (p.68)

1) 失神の診断・治療ガイドライン（2012年改訂版）. 循環器病の診断と治療に関するガイドライン（2011年度合同研究班報告）. 2012. https://www.j-circ.or.jp/cms/wp-content/uploads/2020/02/JCS2012_inoue_h.pdf

27. 一般名 l-イソプレナリン塩酸塩 (p.70)

1) 不整脈薬物治療ガイドライン（2020年改訂版）. 日本循環器学会 / 日本不整脈心電学会合同ガイドライン 2020. https://www.j-circ.or.jp/cms/wp-content/uploads/2020/01/JCS2020_Ono.pdf

28. 一般名 ドパミン塩酸塩 (p.72)

1) Bellomo, R. et al : Low-dose dopamine in patients with early renal dysfunction: a placebo-controlled randomised trial. Australian and New Zealand Intensive Care Society (ANZICS) Clincal Trials Group. Lancet. 356 (9248), 2000, 2139-43.

29. 一般名 ドブタミン塩酸塩 (p.74)

1) 急性・慢性心不全ガイドライン（2017年改訂版）. 日本循環器学会 / 日本心不全学会合同ガイドライン. 2017. https://www.j-circ.or.jp/wp-content/uploads/2017/06/JCS2017_tsutsui_h.pdf

30. 一般名 アドレナリン (p.76)

1) Myburgh, JA. et al. A comparison of epinephrine and norepinephrine in critically ill patients. Intensive Care Med. 34 (12), 2008, 2226-34.

31. 一般名 ノルアドレナリン (p.78)

1) 日本版敗血症診療ガイドライン（2016）. 日本版敗血症ガイドライン 2016 作成特別委員会. 2016. https://www.jsicm.org/pdf/jjsicm24Suppl2-2.pdf

32. 一般名 ミルリノン (p.80)

1) He, GW. et al. Vasorelaxant effect of phosphodiesterase-inhibitory milrinone in the human radial artery used as coronary bypass graft. J

Thorac Cardiovasc Surg. 119 (5), 2000, 1039-45.

33. 一般名 オルプリノン塩酸塩水和物 (p.82)

1) 急性・慢性心不全ガイドライン（2017年改訂版）. 日本循環器学会／日本心不全学会合同ガイドライン. 2017. https://www.j-circ.or.jp/wp-content/uploads/2017/06/JCS2017_tsutsui_h.pdf

1部…第4章

37. 一般名 ベニジピン塩酸塩 (p.90)

1) Nishigaki, K. et al. Prognostic effects of calcium channel blockers in patients with vasospastic angina--a meta-analysis. Circ J. 74 (9), 2010, 1943-50.

1部…第5章

42. 一般名 エナラプリルマレイン酸塩 (p.100)

1) The SOLVD Investigators. Effects of cnalapril on survival in patients with reduced left ventricular ejection fractions and congestive heart failure. N Engl J Med. 325, 1991, 293-302.
2) 急性・慢性心不全診療ガイドライン（2017年改訂版）. 日本循環器学会／日本心不全学会合同ガイドライン. 2018.

43. 一般名 イミダプリル塩酸塩 (p.103)

1) Katayama, S. et al. Effect of captopril or imidapril on the progression of diabetic nephropathy in Japanese with type 1 diabetes mellitus: a randomized controlled study (JAPAN-IDDM). Diabetes Res Clin Pract. 55 (2), 2002, 113-21.
2) イミダプリル塩酸塩添付文書.

44. 一般名 ペリンドプリルエルブミン (p.106)

1) ペリンドプリルエルブミン添付文書.
2) Fox, KM. et al. Efficacy of perindopril in reduction of cardiovascular events among patients with stable coronary artery disease: randomised, double-blind, placebo-controlled, multicentre trial (the EUROPA study). Lancet. 362 (9386), 2003, 782-8.

45. 一般名 ロサルタンカリウム (p.109)

1) ロサルタンカリウム添付文書.
2) Prenner, BM. et al. Effects of losartan on renal and cardiovascular outcomes in patients with type 2 diabetes and nephropathy. N Engl J Med. 345 (12), 2001, 861-9.

46. 一般名 アジルサルタン (p.112)

1) 武田薬品工業株式会社. アジルバ®錠添付文書.

47. 一般名 イルベサルタン (p.114)

1) イルベサルタン添付文書.
2) Pohl, MA. et al. Independent and additive impact of blood pressure control and angiotensin II receptor blockade on renal outcomes in the irbesartan diabetic nephropathy trial: clinical implications and limitations. J Am Soc Nephrol. 16 (10), 2005, 3027-37.

48. 一般名 オルメサルタン メドキソミル (p.117)

1) オルメサルタン メドキソミル添付文書.
2) Haller, H. et al. Olmesartan for the delay or prevention of microalbuminuria in type 2 diabetes. N Engl J Med. 364 (10), 2011, 907-17.

49. 一般名 カンデサルタン シレキセチル (p.120)

1) カンデサルタン シレキセチル添付文書.
2) Pfeffer, MA. et al. Effects of candesartan on mortality and morbidity in patients with chronic heart failure: the CHARM-Overall programme. Lancet. 362 (9386), 2003, 759-66.
3) 急性・慢性心不全診療ガイドライン (2017年改訂版).

50. 一般名 テルミサルタン (p.123)

1) テルミサルタン添付文書.

51. 一般名 サクビトリルバルサルタン ナトリウム水和物 (p.126)

1) ノバルティスファーマ株式会社. エンレスト®錠添付文書.
2) McMurray, JJV. et al. Angiotensin-neprilysin inhibition versus enalapril in heart failure. N Engl J Med. 371 (11), 2014, 993-1004.

1部…第6章

52. 一般名 カルベジロール (p.130)

1) 急性・慢性心不全診療ガイドライン (2017改訂版). 日本循環器学会／日本心不全学会合同ガイドライン. 2017, 36-7. https://www.j-circ.or.jp/wp-content/uploads/2017/06/JCS2017_tsutsui_h.pdf
2) ライオネル・H・オピー編著. "第2章 循環の生理". オピーの心臓生理学. 岩瀬三紀ほか監訳. 東京, 西村書店, 2008. 11-29.
3) ライオネル・H・オピー編著. "第7章 受容体と情報伝達系". 前掲書1). 134-58.

53. 一般名 ビソプロロールフマル酸塩 (p.132)

1) 急性・慢性心不全診療ガイドライン (2017改訂版). 日本循環器学会／日本心不全学会合同ガイドライン. 2017, 36-7. https://www.j-circ.or.jp/wp-content/uploads/2017/06/JCS2017_tsutsui_h.pdf

55. 一般名 ドキサゾシンメシル酸塩 (p.136)

1) ライオネル・H・オピー編著. "第2章 循環の生理". オピーの心臓生理学. 岩瀬三紀ほか監訳. 東京, 西村書店, 2008. 11-29.

2) ライオネル・H・オビー編著．"第7章 受容体と情報伝達系"．前掲書1）．134-58．

56. 一般名 プロプラノロール塩酸塩 (p.138)

1) 急性・慢性心不全診療ガイドライン（2017年改訂版）．日本循環器学会／日本心不全学会合同ガイドライン．2018. http://www.j-circ.or.jp/old/guideline/pdf/JCS2017_tsutsui_h.pdf

57. 一般名 メチルドパ (p.140)

1) ライオネル・H・オビー編著．"第2章 循環の生理"．オビーの心臓生理学．岩瀬三紀ほか監訳．東京，西村書店，2008. 11-29．
2) ライオネル・H・オビー編著．"第7章 受容体と情報伝達系"．前掲書1）．134-58．
3) 日本高血圧学会 高血圧診療ガイド2020作成委員会．高血圧診療ガイド2020．東京，文光堂，2020．

58. 一般名 ウラピジル (p.142)

1) ライオネル・H・オビー編著．"第2章 循環の生理"．オビーの心臓生理学．岩瀬三紀ほか監訳．東京，西村書店，2008. 11-29．
2) ライオネル・H・オビー編著．"第7章 受容体と情報伝達系"．前掲書1）．134-58．

59. 一般名 イバブラジン塩酸塩 (p.146)

1) Swedberg, et al. Ivabradine and outcomes in chronic heart failure (SHIFT): a randomised placebo-controlled study. Lamcet. 376 (9744), 2010, 875-85.

1部…第7章

61. 一般名 フロセミド (p.148)

1) 慢性心不全治療ガイドライン（2010年改訂版）．日本循環器学会／循環器病の診断と治療に関するガイドライン．2013．

62. 一般名 アゾセミド (p.150)

1) Masuyama, T. et al. Superiority of long-acting to short-acting loop diuretics in the treatment of congestive heart failure. Circ J. 76 (4), 2012, 833-42.

63. 一般名 トラセミド (p.152)

1) 木戸秀明ほか．カリウム保持性ループ利尿薬トラセミド（ルプラック（R））の薬理作用と臨床効果．日本薬理学雑誌．118 (2), 2001, 97-105．

64. 一般名 スピロノラクトン (p.154)

1) 慢性心不全治療ガイドライン（2010年改訂版）．日本循環器学会／循環器病の診断と治療に関するガイドライン．2013．

65. 一般名 エプレレノン (p.156)

1) 野村俊治ほか．セララ（R）（エプレレノン）錠25mg・50mg・100mgの薬理学的特徴および臨床試験成績．日本薬理学雑誌．132 (4), 2008, 227-35．

66. 一般名 エサキセレノン (p.158)

1) 山川悟ほか. エサキセレノン（ミネブロ (R) 1.25mg・2.5mg・5mg）の薬理学的特徴及び臨床試験成績. 日本薬理学雑誌. 155 (5), 2020, 340-50.

67. 一般名 カンレノ酸カリウム (p.160)

1) KEGG. Kyoto Encyclopedia of Genes and Genomes.

68. 一般名 カルペリチド (p.162)

1) 急性・慢性心不全ガイドライン（2017年改訂版）. 日本循環器学会 / 日本心不全学会合同ガイドライン. 2017. https://www.j-circ.or.jp/wp-content/uploads/2017/06/JCS2017_tsutsui_h.pdf

69. 一般名 トルバプタン (p.164)

1) 急性・慢性心不全ガイドライン（2017年改訂版）. 日本循環器学会 / 日本心不全学会合同ガイドライン. 2017. https://www.j-circ.or.jp/wp-content/uploads/2017/06/JCS2017_tsutsui_h.pdf

70. 一般名 アセタゾラミド (p.166)

1) KEGG. Kyoto Encyclopedia of Genes and Genomes.

71. 一般名 トリクロルメチアジド（サイアザイド系）(p.168)

72. 一般名 インダパミド（サイアザイド系）(p.168)

73. 一般名 ベンチルヒドロクロロチアジド（サイアザイド系）(p.168)

1) 日本腎臓学会. CKD 診療ガイド高血圧編：作成理念と考え方. 日本腎臓学会誌. 51 (4), 2009, 442-5.

74. 一般名 アスピリン (p.170)

1) Yeomans, N. et al. Efficacy of esomeprazole (20 mg once daily) for reducing the risk of gastroduodenal ulcers associated with continuous use of low-dose aspirin. Am J Gastroenterol. 103 (10), 2008, 2465-73.

75. 一般名 クロピドグレル硫酸塩 (p.172)

1) Tomaniak, M. et al. Benefit and Risks of Aspirin in Addition to Ticagrelor in Acute Coronary Syndromes: A Post Hoc Analysis of the Randomized GLOBAL LEADERS Trial. JAMA Cardiol. 4 (11), 2019, 1092–101.

76. 一般名 プラスグレル塩酸塩 (p.174)

1) Saito, S. et al. Efficacy and safety of adjusted-dose prasugrel compared

with clopidogrel in Japanese patients with acute coronary syndrome: the PRASFIT-ACS study. Circ J. 78（7），2014，1684-92.

77. 一般名 チカグレロル (p.176)

1）Bonaca, M P. et al. Long-term use of ticagrelor in patients with prior myoc ardial infarction. N Engl J Med. 372（19），2015，1791-800.

78. 一般名 シロスタゾール (p.180)

1）藤岡顕太郎ほか．間歇性跛行症例に対する薬効評価法．日本脈管学会間歇性跛行重症度評価小委員会報告．脈管学．40（10），2000，851-57.
2）Iida, O. et al. Cilostazol reduces angiographic restenosis after endovascular therapy for femoropopliteal lesions in the Sufficient Treatment of Peripheral Intervention by Cilostazol study. Circulation. 127（23），2013，2307-15.

79. 一般名 ワルファリンカリウム (p.182)

1）Eikelboom, J W. et al. Dabigatran versus warfarin in patients with mechanical heart valves. N Engl J Med . 369（13），2013，1206-14.

80. 一般名 ダビガトランエテキシラートメタンスルホン酸塩 (p.184)

1）Connolly, SJ. et al. Dabigatran versus warfarin in patients with atrial fibrillation. N Engl J Med. 361（12），2009，1139-51.
2）Eikelboom, JW. et al. Dabigatran versus warfarin in patients with mechanical heart valves. N Engl J Med. 369（13），2013，1206-14.

81. 一般名 リバーロキサバン (p.186)

1）Hori, M et al. Rivaroxaban vs. warfarin in Japanese patients with atrial fibrillation. -the J-ROCKET AF study- Circ J. 76（9），2012，2104-11.

82. 一般名 アピキサバン (p.188)

1）Granger, CB. et al. Apixaban versus warfarin in patients with atrial fibrillation. N Engl J Med 365（11），2011，981-92.
2）Hohnloser, SH. et al. Efficacy of apixaban when compared with warfarin in relation to renal function in patients with atrial fibrillation: insights from the ARISTOTLE trial. Eur Heart J. 33（22），2012，2821-30.

83. 一般名 エドキサバントシル酸塩水和物 (p.190)

1）Giugliano, RP. et al. Edoxaban versus warfarin in patients with atrial fibrillation. N Engl J Med 369（22），2013，2093-104.

84. 一般名 ヘパリンナトリウム (p.192)

1）松尾武文．ヘパリン起因性血小板減少症（Heparin-induced thrombocytopenia：HIT）の診断．日本血栓止血学会誌．19（2），2008，191-4.

85. 一般名 エノキサパリンナトリウム (p.194)

1）Sakon, M. et al. Efficacy and safety of enoxaparin in Japanese patients undergoing curative abdominal or pelvic cancer surgery: results from a multicenter, randomized, open-label study. Thromb Res. 125 (3), 2010, e65-70.

86. 一般名 フォンダパリヌクスナトリウム (p.196)

1) Nakamura, M. et al. Multidetector-row computed tomography-based clinical assessment of fondaparinux for treatment of acute pulmonary embolism and acute deep vein thrombosis in Japanese patients. Circ J. 75 (6), 2011, 1424-32.
2) 冨士武史ほか. 股関節骨折手術施行後の静脈血栓塞栓症の予防に対する fondaparinux sodium の有用性. 骨折. 30 (1), 2008, 206-9.

87. 一般名 モンテプラーゼ (p.198)

1) Stein, PD. et al. Risks for major bleeding from thrombolytic therapy in patients with acute pulmonary embolism. Consideration of noninvasive management. Ann Intern Med. 121 (5), 1994, 313-7.

88. 一般名 アルガトロバン水和物 (p.200)

1) 宮田茂樹. ヘパリン起因性血小板減少症における最新の知見. 日本血栓止血学会誌. 23 (4), 2012, 362-74.

1部…第9章

89. 一般名 ボセンタン水和物 (p.202)

1) Pulido, T. et al. Macitentan and morbidity and mortality in pulmonary arterial hypertension. N Engl J Med. 369 (9), 2013, 809-18.

90. 一般名 アンブリセンタン (p.204)

1) Galiè, N. et al. Initial Use of Ambrisentan plus Tadalafil in Pulmonary Arterial Hypertension. N Engl J Med. 373 (9), 2015, 834-44.

91. 一般名 マシテンタン (p.206)

1) Pulido, T. et al. Macitentan and morbidity and mortality in pulmonary arterial hypertension. N Engl J Med. 369 (9), 2013, 809-18.

92. 一般名 シルデナフィルクエン酸塩 (p.208)

1) Sitbon, O. et al. Upfront triple combination therapy in pulmonary arterial hypertension: a pilot study. Eur Respir J.436, 2014, 1691-7.

93. 一般名 タダラフィル (p.210)

1) Galiè, N. et al. Initial Use of Ambrisentan plus Tadalafil in Pulmonary Arterial Hypertension. N Engl J Med. 373 (9), 2015, 834-44.

94. 一般名 リオシグアト (p.214)

1) Hoeper, MM. et al. RESPITE: switching to riociguat in pulmonary arterial hypertension patients with inadequate response to phosphodiesterase-5

inhibitors. Eur Respir J. 50（3）, 2017, 1602425.

95. 一般名 ベラプロストナトリウム（p.216）

1）日本循環器学会ほか．"肺動脈性肺高血圧症"．肺高血圧症治療ガイドライン（2017年改訂版）．2018, 26.

96. 一般名 エポプロステノールナトリウム（p.218）

1）McLaughlin, VV. et al. Survival in primary pulmonary hypertension: the impact of epoprostenol therapy. Circulation. 1006（12）, 2002, 1477-82.

98. 一般名 イロプロスト（p.222）

1）Saji, T. et al. Efficacy and Safety of Inhaled Iloprost in Japanese Patients With Pulmonary Arterial Hypertension − Insights From the IBUKI and AIR Studies. Circ J. 80（4）, 2016, 835-42.

99. 一般名 セレキシパグ（p.224）

1）Sitbon, O. et al. Selexipag for the Treatment of Pulmonary Arterial Hypertension. N Engl J Med. 373（26）, 2015, 2522-33.

2部…第1章

103. 一般名 アトルバスタチンカルシウム水和物（スタチン系2）（p.229）

104. 一般名 ピタバスタチンカルシウム（スタチン系2）（p.229）

105. 一般名 ロスバスタチンカルシウム（スタチン系2）（p.229）

1）急性冠症候群ガイドライン（2018年改訂版）．2017-2018年度活動．2019．http://www.j-circ.or.jp/old/guideline/pdf/JCS2018_kimura.pdf

112. 一般名 イコサペント酸エチル（EPA）（p.232）

113. 一般名 オメガ-3脂肪酸エチルエステル（p.232）

1）Yokoyama, M. et al. Effects of eicosapentaenoic acid on major coronary events in hypercholesterolaemic patients（JELIS）: a randomised open-label, blinded endpoint analysis. Lancet. 369（9567）, 2007, 1090-8.

2部…第2章

1）日本糖尿病学会編著．糖尿病診療ガイドライン2019．東京，南江堂，2019, 446p.
2）浦部晶夫ほか編．今日の治療薬2019：解説と便覧．東京，南江堂，2019, 355-90.

薬剤名INDEX

※**太字**は一般名を示す。2021年1月現在の資料に基づく。

タ行

くすこれ メモ

くすこれ

循環器ナースのための薬これだけ

秒でひけてケアにつながる

2021年4月15日発行　第1版第1刷

編　著　岩瀬 三紀

発行者　長谷川 素美

発行所　株式会社メディカ出版
　　　　〒532-8588
　　　　大阪市淀川区宮原3-4-30
　　　　ニッセイ新大阪ビル16F
　　　　https://www.medica.co.jp/

編集担当　山川賢治・小川志保・深見佳代
編集協力　有限会社エイド出版・近藤茱蘭
装　幀　安楽麻衣子
印刷・製本　株式会社シナノ パブリッシング プレス

© Mitsunori IWASE, 2021

本書の複製権・翻訳権・翻案権・上映権・譲渡権・公衆送信権
（送信可能化権を含む）は、（株）メディカ出版が保有します。

ISBN978-4-8404-7547-1　Printed and bound in Japan

当社出版物に関する各種お問い合わせ先（受付時間：平日9：00～17：00）
●編集内容については、編集局 06-6398-5048
●ご注文・不良品（乱丁・落丁）については、お客様センター 0120-276-591
●付属のCD-ROM、DVD、ダウンロードの動作不具合などについては、
　　　　　　　　　　　　　　　デジタル助っ人サービス 0120-276-592